核化生应急救援
关键护理技术培训手册

主编

席惠君

U0279627

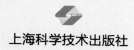
上海科学技术出版社

图书在版编目（ＣＩＰ）数据

核化生应急救援关键护理技术培训手册 / 席惠君主
编. -- 上海：上海科学技术出版社，2024.6
ISBN 978-7-5478-6588-0

Ⅰ. ①核… Ⅱ. ①席… Ⅲ. ①核武器－损伤－救护－
手册②化学武器－损伤－救护－手册③生物武器－损伤－
救护－手册 Ⅳ. ①R827-62

中国国家版本馆CIP数据核字(2024)第067284号

核化生应急救援关键护理技术培训手册
主编　席惠君

上海世纪出版(集团)有限公司
上海科学技术出版社 出版、发行
（上海市闵行区号景路 159 弄 A 座 9F - 10F）
邮政编码 201101　　www.sstp.cn
常熟高专印刷有限公司印刷
开本 889×1194　1/32　印张 3.75
字数：80 千字
2024 年 6 月第 1 版　2024 年 6 月第 1 次印刷
ISBN 978 - 7 - 5478 - 6588 - 0/R・2992
定价：48.00 元

内 容 提 要

本书内容包括核应急救援关键护理技术、化学应急救援关键护理技术、生物应急救援关键护理技术 3 章，涵盖了核化生应急救援中的自身防护、辐射检测、毒物检测、病原体检测、紧急救治、洗消等常见护理技术操作的简介、操作流程、评分标准、注意事项及其他相关知识，以便相关工作人员在实际应急救援工作中能科学救援、规范处置。

本书以最新的核化生相关救援指南为基础，结合相关教材、规范、预防与控制技术指南编撰而成，可作为核化生应急救援护理指导用书，也可作为临床护理人员应急救援培训用书。

编写人员名单

— 主　编 —

席惠君

— 副主编 —

姜懿效　肖　瑛

— 编　者 —

（以姓氏笔画为序）

王立芬　田海燕　包　蓉　师文文　朱勇喆

刘　虎　刘丹丹　刘晶晶　孙铭学　汪海燕

张　云　陈　涛　陈　怡　陈佳云　周茹珍

封莉莉　钱治军　唐淑慧　曹云美　蒋德娟

雷红兵　樊胜男

序　言

　　"核化生事件"是涉及核与辐射、化学物质与毒剂、有害生物与生物战剂所造成的各种重大事件，具有杀伤范围大、致病因素多且持续久、防护难等特点。核化生应急救援是指在核与辐射事故、化学事故或生物事故后，为减少事故造成的人员伤亡与生命损害而进行紧急抢救和援助的活动。护理人员是核化生应急救援活动中必不可少的力量，其核化生应急救援能力至关重要。

　　我国目前缺乏针对护理人员的核化生应急救援技术操作规范和国家相关标准，现行核化生事件相关的护理技术培训内容和标准尚未统一，亟需形成核化生应急救援护理技术指标体系及规范。国家卫生健康委员会印发的《突发事件紧急医学救援"十四五"规划》中也提出，"要进一步推进医疗救援信息化指挥、陆海空伤员转运、大批量伤员救治、突发中毒事件医学救援、突发核辐射事件医学救援、基层突发事件快速医疗应急处置、紧急医学救援培训演练、专业人才培养、相关研究和成果转化及推广等方面工作"。基于此，作者团队编写了《核化生应急救援关键护理技术培训手册》，用于护理人员核化生应急救援技术的学习和培训，以期更好地在全国范围内推广和普及核化生应急救援操作技能和专业知识。

本书从理论的高度为核化生应急救援关键护理工作提供了实用性的指导，对促进我国建立更为高效的核化生应急救援护理技术指标体系、进一步完善核化生医疗救援应急培训与考核、提高全民的核化生防护意识等方面，都将产生重要的积极影响。

2024 年 3 月

前　　言

随着核化生技术的发展,核化生事故和武器已成为未来人类社会的潜在威胁。一旦突发核化生事故,快速、高效地开展核化生应急救援工作是降低伤亡率、减少次生伤害、提高救援效率的重要保证。护理人员是核化生应急救援团队重要的组成部分,对其进行核化生应急救援护理技术的培训与考核,有助于提高护理人员应急救援水平,有助于发挥护理力量的最大效能。

本书汇集了核化生应急救援关键护理技术要点和经验,强调实践性和可操作性,提供了关键救援护理技术的操作要点、考核评分标准和注意事项,包括核应急救援护理技术、化学应急救援护理技术、生物应急救援护理技术 3 章共 32 项技术操作,旨在为应急救援人员提供专业的培训与指导,帮助他们准确、快速地处理核化生事故。培训中可针对核化生应急救援培训和学员的实际需求,选择学习相应的内容。

本手册在编写过程中参考了国内外多名学者的著作、论文和资料,限于篇幅,不能一一列出,恳请见谅。书中操作图片均为作者团队拍摄的图片,都已获得拍摄团队及被拍对象的明确授权,我们感谢他们的信任及对本书出版的贡献。此外,作者编写时虽力求内容新颖、详尽、实用,但由于核化生应急救援本身涉及面广,笔者学识与写作水平有限,不足和错误在所难免,敬请读者不吝赐教、指正。

席惠君

2023 年 11 月

目　录

第一章
核应急救援护理技术

随着科学技术的不断进步,核技术在不同领域广泛应用,任何人为因素、操作不当、设备老化等原因都可能导致核事故、放射事故、核恐怖袭击的发生。本章主要介绍针对核辐射、放射性沾染的核应急救援关键护理技术的操作。

第一节　个人剂量监测物品的佩戴

◎ 简介

个人剂量监测是指工作人员通过佩戴剂量计,监测个人所受辐射剂量率和累积剂量,并对测量结果进行解释。

◎ 操作流程

1. 热释光个人剂量计

防护要求
根据现场环境确定防护级别(详见第二节防护装备的选择与穿戴)

物品准备
热释光个人剂量计(图 1-1)

↓

使用前检查
检查热释光个人剂量计完整性

↓

使用
将热释光个人剂量计佩戴于防护服内侧

↓

使用后检查
佩戴后检查固定钳口牢固性

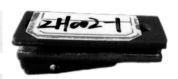
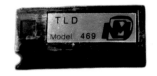

图 1-1　热释光个人剂量计

2. 直读式个人剂量计

防护要求
根据现场环境确定防护级别(详见第二节防护装备的选择与穿戴)

↓

物品准备
直读式个人剂量计(图 1-2)

↓

使用前检查
检查直读式个人剂量计完整性;开机测试,确保电池电量充足,查看参数设定是否准确

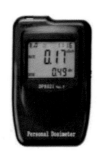

图 1-2　直读式个人
剂量计

↓

使用
将直读式个人剂量计佩戴于防护服外侧

↓

使用后检查
佩戴后检查固定钳口牢固性

◎ 评分标准

流程	要　　求	标准分	得分	缺陷情况记录
操作前准备	采样人员正确穿戴防护用品	20		
	备齐用物	20		
热释光个人剂量计	使用前检查	10		
	使用	10		
	使用后检查	10		
直读式个人剂量计	使用前检查	10		
	使用	10		
	使用后检查	10		
总分		100		

◎ 注意事项

（1）热释光个人剂量计通常佩戴于右腰部或胸部，对于非均匀辐射场所，剂量计应佩戴在射线集中照射部位。

（2）热释光个人剂量计适用于外照射个人累积剂量监测，专人专用，不得混用。

（3）直读式个人剂量计报警阈值根据任务情况区分设定，超出阈值报警后，迅速脱离沾染区。

第二节　防护装备的选择与穿戴

◉ 简介

　　个人防护的目的是避免救援人员发生确定性效应，限制随机效应的发生率，使救援人员受照射剂量控制在剂量限值以内。正确穿戴个人防护装备（图1-3）是快速、安全处置危机事故的前提，对于救援防护安全及公共卫生安全意义重大。

◉ 操作流程

> **物品准备**
> C级防护服、防毒面具、靴套、封口带、防护手套、人员标识马甲、直读式个人剂量计、热释光个人剂量计

↓

> **物品检查**
> 检查装备齐全，防护服无破损、自黏带完好、防毒面具气密性良好、滤罐有效期及是否安装到位

↓

> **佩戴热释光个人剂量计**
> 将热释光个人剂量计佩戴于右侧腰部或胸部（详见第一节自身剂量监测物品的佩戴）

↓

穿戴防护装备

(1) 依次扎紧并封闭作训服领口、袖口、裤口

(2) 穿靴套,固定靴套扎带

(3) 穿防护服下半身,裤口平齐于脚背,使用封口带密封裤口与靴套连接处

(4) 穿上半身,双手伸进防护服袖子,穿上衣,将拉链拉至胸前(暂不拉至顶端)

(5) 依次带好三层防护手套,使用封口带分别密封第二层与第三层

(6) 双手撑开面具,拇指在内,其余四指在外,身体微向前倾,下颌部伸出,用面罩套住下颌,接着由下而上,由前至后迅速戴上面具,调整面具头带并检查气密性

(7) 戴防护服帽子,帽子边缘紧贴防毒面具

(8) 将防护服双层拉链均拉至领口顶端,将防护服拉链自黏带由下至上密封

(9) 穿好马甲,拉紧拉链

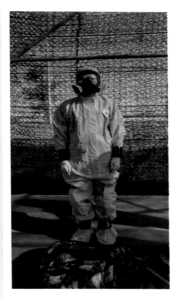

图 1-3 防护装备

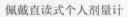

佩戴直读式个人剂量计

将直读式个人剂量计佩戴于马甲左胸前,并开机(详见第一节自身剂量监测物品的佩戴)

◎ 评分标准

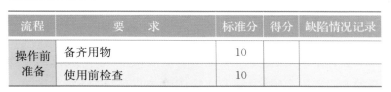

流程	要　　求	标准分	得分	缺陷情况记录
操作前准备	备齐用物	10		
	使用前检查	10		

（续表）

流程	要　　求	标准分	得分	缺陷情况记录
操作过程	正确佩戴热释光个人剂量计	10		
	正确穿戴防护装备	20		
	正确佩戴防毒面具	20		
	正确佩戴直读式个人剂量计	10		
评价	防护装备穿戴顺序正确	10		
	防护服及防毒面具密闭性完好	10		
总分		100		

◎ 注意事项

（1）封口带可采用自黏式弹力绷带、双面背胶魔术贴子母扣、宽透明胶带，推荐使用自黏式弹力绷带。

（2）过滤式防毒面具佩戴方法：立姿、跪姿、卧姿。

（3）防毒面具佩戴完毕应调节面罩眼窗的中心位置至眼睛的正前方下约 1 cm，并用手掌将滤毒罐进气孔堵住，用力吸气，如感到堵塞，则说明面具气密性良好。

第三节　血标本采集

◎ 简介

血标本采集是指采集患者少许血液，通过化学、物理或生物学的实验室技术和方法进行实验，用以判断伤员有无异常情况。

◎ 操作流程

> **防护要求**
> 根据患者病情确定防护级别（详见第二节防护装备的选择与穿戴）

↓

> **物品准备**
> 治疗盘、碘伏、棉签、止血带、采血针、真空采血管、污物杯、锐器盒、输液贴、一次性治疗巾、密封袋（盒）、手消毒凝胶、湿巾、放射性标识、标签、记号笔

↓

> **操作前核对**
> （1）核对医嘱及采血管标签信息
> （2）核对伤员信息，评估伤员伤情及血管情况
> （3）解释采血目的、方法、注意事项及配合要点

↓

> **采血**
> （1）选静脉：选合适静脉，在穿刺部位的肢体下放一次性治疗巾、止血带；在穿刺点上方（近心端）约 6 cm 处扎止血带，末端向上，嘱伤病员握拳；以手指探明所选静脉的走向和深浅
> （2）湿巾擦拭穿刺周围区域，去除可能存在的放射性核素沾染
> （3）消毒：以穿刺点为中心，由内向外螺旋式旋转涂拭，消毒直径＞8 cm，消

毒棉签置于放射性废物桶,再次核对伤病员信息

(4) 穿刺:取下真空采血针护套,手持采血针,按静脉注射法行静脉穿刺(左手绷紧皮肤,右手持针针尖斜面向上,针头与血管呈 15°～30° 角度进针)

(5) 采血:见回血后,采血针另一端与真空管相连,松止血带,松拳,采血至需要量

(6) 拔针:取血后快速拔针,局部加压固定

↓

标记标本

再次核对信息,将标本置于密封袋(盒)中,湿巾擦拭洗消密封袋(盒),黏贴放射性标识,贴标签(注明姓名、日期、填写人),送检

↓

整理用物

用物分类收集、分装后统一按放射性废物标准处理

◎ 评分标准

流程	要 求	标准分	得分	缺陷情况记录
操作前准备	备齐用物,放置合理	10		
	个人防护符合要求	10		
核对	核对患者信息(操作前、中、后)	10		

（续表）

流程	要　　求	标准分	得分	缺陷情况记录
核对	解释目的、方法、注意事项及配合要点	10		
操作过程	选择合适血管	5		
	消毒方式正确	5		
	采血方法正确	5		
	及时松止血带	5		
操作后	标本正确标记与放置	10		
	处理污物正确	10		
评价	消毒隔离观念及防护意识强	10		
	受伤观念强	10		
总分		100		

⊙ 注意事项

（1）核对伤病员身份，必须准确。

（2）危重伤病员配合度较差，需果断处理，缩短操作时间。

（3）操作完毕局部需加压固定。

（4）采集标本均需密封放置，洗消后方可送检。

（5）尽量集中采血，避免反复穿刺，增加内污染风险。

（6）受防护装备影响，血标本采集应简洁、快速，避免交叉污染。

（7）止血带绑扎时间不宜过长（最好不超过1 min），若伤病员血管条件较差，可以松掉后间隔2 min再次绑扎。

（8）严禁在输液、输血的针头处抽取血标本。

（9）真空采血管采血时，不可先将真空采血管与采血针头相连，以免管内负压消失而影响采血。

▶ 知识要点

（1）采血顺序：按无菌操作原则穿刺，如遇同时采集多个血标本时，应见回血后按顺序依次插入采血管中（血培养—不含添加剂的采血管—凝血标本管—其他标本管）。

（2）采血部位：静脉采血时成人一般取肘部静脉，肥胖者可用腕背静脉；动脉采血时多选择桡动脉、肱动脉、股动脉；输液患者采血应防止在输液的同侧上肢或下肢采血，烧伤患者采血应防止穿刺炎症或水肿部位。

第四节 鼻拭子采集

▶ 简介

核沾染后，在内照射早期采集可能受到内污染人员的鼻拭子，通过鼻拭子放射性沾染检测，测量内污染人员可能的吸入剂量（每个鼻孔单独采集拭子的总和），预估全身内照射剂量。

▶ 操作流程

防护要求
根据患者病情确定防护级别（详见第二节防护装备的选择与穿戴）

物品准备
试管架、标本储存试管、记号笔、无菌采集拭子、密封袋、手套、免洗手消毒液

↓

核对
双向核对被采样人员信息

↓

鼻拭子采集
(1) 采样人员指导被采样人员头后仰，便于采样（必要时更换手套后扶住被采样人员头部）
(2) 鼻拭子以垂直于面部的角度轻轻插入一侧鼻孔鼻腔内
(3) 在鼻道前端轻轻擦拭进行取样，停留 10 s 后顺时针旋转 3 圈
(4) 边旋转边擦拭边缓缓取出拭子，将拭子放入清洁干燥的试管中，旋紧管盖

↓

标记标本
容器外注明采集信息，将标本放入密封袋，每袋限 1 份标本

↓

及时送检

↓

处置医疗废物、洗手

◎ **评分标准**

流程	要　　求	标准分	得分	缺陷情况记录
操作前准备	采样人员个人防护	10		
	备齐用物	10		
核对	核对被采集人姓名、采集途径	10		
操作过程	被采集人员体位正确，动作配合正确	10		
	拭子采集角度正确	10		
	进入深度正确，方法正确	10		
	达到停留时间并轻轻旋转	10		
	拭子取出方法正确	10		
采集后	将拭子放入清洁干燥的试管中，旋紧管盖	10		
	标本标记后放入密封袋中，一人一袋	10		
总分		100		

◎ **注意事项**

（1）采集鼻拭子时，由于鼻道呈弧形，不可用力过猛，以免发生外伤出血，"一插二停三旋转"。

（2）如遇反射性咳嗽，应停留片刻后再继续操作。

（3）注明的采集信息为姓名、日期、取样时间、取样部位。

（4）采集与核酸采样不同，无需深入鼻咽位置。

第五节　表面污染检测仪的使用

◎简介

　　表面污染检测仪(图1-4)主要用于突发核与放射性事件时,受到α、β、γ等放射性核素污染的人体的物体表面监测。它是由主机、探头和连接电缆组成。根据测量的需要,可以选择针对α、β、γ核素污染测量的探头,探头中含有高压转换装置。

◎操作流程

使用前检查
检查检定证书或校准证书,确认证书没有过期,查看上次例行检查的结果

↓

射线评估
评估要测量的射线类型,判断仪器是否满足测量需求

↓

仪器准备
设置仪器参数,检查电池,必要时调整探头高压和仪器零点;将探头用塑料薄膜包裹以防污染

↓

本底测量
开机后,进入检测程序,先距待测污染地面1m处,测量本底计数率

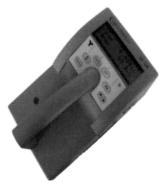

图1-4　表面污染检测仪

```
              辐射检测
   按照检测顺序将探测器离被测人
员的衣服和皮肤 1 cm 处进行检测（α
检测时距离控制在 0.5 cm），探头的移
动速度约 5 cm/s，检测过程中如听到
滴滴报警时，暂停 3 s
```

```
              填写测量结果
   检测结束后从表面污染读数中减
去本底，得出修正后的测量结果
```

◎ 评分标准

流程	要　　求	标准分	得分	缺陷情况记录
操作前准备	使用前检查	10		
	射线评估	10		
操作过程	着防护装备	10		
	本底测量	10		
	探头移动速度合理	10		
	探头与污染表面的距离合理	10		
	测量顺序正确	20		
评价	检测仪器用保护膜包裹覆盖	10		
	正确填写测量结果	10		
总分		100		

◎ 注意事项

（1）检测顺序：从头顶开始，沿身体一侧向下移动探头，依

次检测颈部、衣领、肩部、手臂、手腕、手、手臂内侧、腋下、体侧、腿、裤口、鞋和腿内侧;检测身体另一侧;检测体前、体后,要特别注意腋下、鞋底(站至被检者背侧,嘱其依次抬起左、右脚底,测量足底部沾染情况)等部位。

（2）α 污染检测时,探头与人体污染表面的距离应在 0.5～1 cm,移动速度不应超过 15 cm/s;β 污染检测时,探头与污染表面的距离应在 2.5～5 cm,其速度不应超过 10～15 cm/s。

（3）每台设备在使用过程中要定期(每年)进行检定,初次使用前都必须进行校准。

（4）使用时探头需用塑料薄膜包裹保护。

（5）计算测量结果需注意本底测量值。

第六节　检　伤　分　类

◎ 简介

检伤分类是指到达现场后全面检查伤员人数,进行检伤、分类,对伤员进行分级、分区急救处理和转运。在医疗资源不足的事件现场,应合理利用有限人力物力,达到救治尽可能多的有生存希望的伤员的目的。

◎ 操作流程

防护要求
根据现场环境确定防护级别(详见第二节防护装备的选择与穿戴)

检伤分类

伤病员检伤分类分为 4 个等级，统一使用不同的颜色加以标识(图 1-5)，遵循下列的递送顺序。

(1) 立即处置，用红色分类标识

(2) 延迟处置，用黄色分类标识

(3) 简单处置，用绿色分类标识

(4) 保守治疗，用黑色分类标识

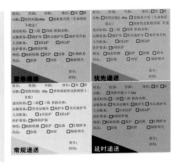

图 1-5　检伤分类标识

分类后送

按照国家和军队现行核应急医学救援体系纳入的救援机构实施分级递送，具体分为现场救治、中度以下伤病员收治、重度伤病员收治、疑难伤病员收治

◎ 评分标准

流程	要　　求	标准分	得分	缺陷情况记录
操作前准备	操作人员正确穿戴防护用品	50		
检伤分类	伤员正确分类	30		
分类后送	按伤员类别后送处理	20		
总分		100		

◎ 注意事项

(1) 如果病例数还在不断增加，则布置后续救治机构做好

接收伤员的准备。

（2）根据医疗机构内可用资源以及事件的规模和严重程度，分类可能有所不同。

（3）操作中的生命特征参数是以成人为基础的，对于儿童患者需要进行调整。

（4）应遵循快速有效，先重后轻，先洗后送，救送结合，分级递送的原则。

◎ 相关知识

根据其病情，通常分为如下 4 个类别。

1. 立即处置（红色标识，优先级 1）

伤员需要进行紧急救生处置。这类处置不应费时或需要大量训练有素的人员。而且这类伤员在处置后具有比较高的生存概率。

2. 延迟处置（黄色标识，优先级 2）

伤员的伤情允许延迟进行医疗处置。尽管如此，在进行确定性的治疗之前，有些伤员需要进行不间断的护理并缓解疼痛。这类伤员通常需要住院治疗但不会立即危及生命。

3. 简单处置（绿色标识，优先级 3）

伤员的体征和症状相对比较轻微，其可以进行自我处置或由未经培训的人员进行协助。

4. 保守治疗（黑色标识，优先级 4）

伤员伤情危及生命且生存可能性较低，所需医疗处置超过医疗队的能力。这一类别伤员并不一定意味着将不给予任何处置；而是这一类别决定了将给予何种医疗处置的优先权。

第七节 术中防护和监督

⊙ 简介

术中防护是指为避免手术人员、手术伤病员、设备器材、环境等遭受放射性污染而采取的防护措施。

⊙ 操作流程

防护要求
根据现场环境确定防护级别（详见第二节防护装备的选择与穿戴）

↓

物品准备
连体带帽防护服、防护面屏或 3M 防毒面罩、N95 口罩、靴套或水靴、封口带、一次性无菌手套、直读式个人剂量计、热释光个人剂量计、一次性无菌手术衣、一次性口罩、一次性帽子、一次性鞋套、一次性床单、一次性床罩、剪刀、保鲜膜、专用废物收集袋或桶、锐器盒

↓

人员准备
已穿好防护装备，头发束紧

↓

手术人员自我防护及监督
（1）根据核事故类型或事故现场检测，提前口服碘化钾片 100 mg

（2）检查防护装备有无破损

（3）按规定要求穿戴防护装备（详见第
　　一节自身剂量监测物品的佩戴、第
　　二节防护装备的选择与穿戴）

（4）按常规方法着一次性手术衣、戴
　　无菌手套（即第三层手套）

（5）双臂抱胸下蹲检查防护装备气密
　　性，两人一组互相检查防护是否
　　规范、严密

（6）根据放射工作人员年剂量限值或
　　核应急医学救援状态下工作要
　　求，设置报警阈值

环境防护

　　手术舱室内侧面及顶面用保鲜膜
覆盖，展开箱组表面用一次性床单充
分覆盖、固定，但不能影响箱组的使用

设备器材防护

　　重复使用且不适合冲洗去污的设
备，用保鲜膜包裹 1～2 层，如麻醉机、
除颤仪等；手术床及其托盘、支手架等
可用一次性床单覆盖、固定

伤病员防护

（1）伤病员到达手术室后，迅速给予佩
　　戴或更换一次性帽子，给予吸氧面
　　罩或气管插管等保持呼吸道通畅，
　　迅速去除伤病员沾染衣物，覆盖一
　　次性床单（图 1－6）

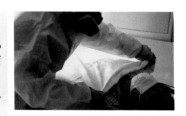

图 1－6　伤员的防护

（2）术中按照解剖层次,由外到内逐层更换手术刀片,避免沾染扩散。术毕仍提示沾染的伤口采用封闭负压引流。弹片等沾染异物交由剂量防护人员保存

（3）必要时对意识清醒的伤员给予心理护理

术中严格无菌操作,防止利器损伤,尽量使用一次性物品

污染物处置

术中可能沾染且废弃的锐器、敷料、生物组织、废液等分别收集,分别置于锐器盒、放射性废物桶、专用废液收集袋集中处理;可重复使用的手术器械、设备器材等进行洗消处理

◎ 评分标准

流程	要　　求	标准分	得分	缺陷情况记录
操作前准备	备齐用物	10		
	个人防护符合要求	10		
操作过程	伤病员防护正确	10		
	设备仪器包绕严密	10		
	环境防护严密	10		
	术中正确更换刀片、手套等	10		
	污染物处置正确	10		

（续表）

流程	要　　求	标准分	得分	缺陷情况记录
评价	无菌观念及防护意识强	10		
	动作轻巧、准确	10		
	受伤观念强	10		
总分		100		

◎ 注意事项

（1）抢救生命为第一要务，必要时可带污进行医疗处置。

（2）危重伤病员配合度较差，需果断处理，缩短操作时间。

（3）若佩戴防护面罩，调整好口罩与护目镜的位置和松紧，避免术中护目镜起雾，影响视野。

（4）伤病员不得在沾染区进食、饮水。

（5）设备仪器使用时轻拿轻放，防止保鲜膜破损，操作过程中保鲜膜若破损污染，重新防护。

◎ 相关知识

1. 放射防护三原则

（1）辐射实践的正当化。

（2）放射防护的最优化。

（3）个人剂量限值。

2. 放射防护基本方法

（1）时间防护：受照射剂量与受照时间成正比，受照时间愈长，所受累积剂量愈大。所以，在一切接触电离辐射的操作中，应以尽量缩短受照时间为原则。术中防护具体措施：实施紧急手术应仅限于具有复苏性质的损伤控制性手术,包括颌面部严重烧伤伴气道梗阻、张力性气胸、开放性气胸、胸腹联合创伤、腹腔实质性脏器破裂、肠脱出、四肢离断伤、肢体开放性骨折等,上述伤情大多伴有核辐射沾染。应严格遵循损伤控制手术理念,精简手术操作,尽量缩短手术时间。

(2)距离防护:增加人体到辐射源的距离,可减少其受照剂量,即为距离防护。人体受到的照射剂量与距离的平方成反比,即距离增加一倍,剂量率减少到原来的1/4。术中防护具体措施:手术时手术室门关闭;精简室内人员和物品;室内液体和药品,置于远离手术的区域。

(3)屏蔽防护:屏蔽防护就是在辐射源与人体之间设置能够吸收或阻挡辐射的屏障物,以减少辐射对人体的照射剂量。

(4)术中防护具体措施:运用各种防护设施与个人防护用品。在实际工作中,应根据具体情况综合利用时间防护、距离防护和屏蔽防护这三种基本方法。

3. 损伤控制性手术基本处置流程

检测—冲洗—复检—手术。

(1)污染检测:对伤部进行污染检测,一般为超标状态。

(2)冲洗:用无菌液体对手术部位局部冲洗,保证冲洗液流入密封袋中。

(3)再次检测:冲洗完毕后,对手术部位局部进行沾染检测。若低于2倍本底剂量,表示局部沾染去除;否则继续冲洗—检测步骤。

(4)手术:术中每切除一层组织,器械操作者将手术器械弃入标本袋,标记,手术刀丢入相应利器盒,切勿交叉污染。

(5)关闭切口:战时沾染伤口一般不缝合关闭。

第八节　污物的登记和处理

简介

放射性污物是指在核应急医学救援过程中产生的各种带有放射性核素的污染物。主要包括：去除的伤病员衣物，被污染的防护用品、医疗用品，手术切除的生物组织，洗消产生的废水等。

操作流程

防护要求
根据现场环境确定防护级别（详见第二节防护装备的选择与穿戴）

↓

物品准备
登记本、笔、污物袋、污物桶、锐器盒、专用废水收集袋、放射性标识、鹅颈结

↓

污物登记
核应急医学救援现场产生的固体废物、废液等分类收集，登记其来源、种类、产生时间、去向等

↓

污物收集、分装
（1）放射性非锐利固体污物收集于双层医疗废物袋内，集中暂存于污物桶（脚踏、带盖）内，撤收时用鹅颈结打结，黏贴放射性标识及标签标注姓名、日期、填写人等信息（图1-7）

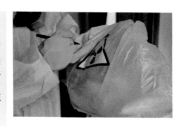

图1-7　污物的收集

（2）洗消产生的放射性废液装于专用的密闭容器内，黏贴放射性标识

（3）手术等产生的锐利固体污物置于密闭锐器盒内，黏贴放射性标识

（4）手术切除的生物组织等单独收集、装袋

↓

污物移交
放射性污物移交给剂量防护人员，再由其移交防化部门或地方环保部门处理

▶ 评分标准

流程	要　　求	标准分	得分	缺陷情况记录
操作前准备	备齐用物	10		
	个人防护符合要求	10		
操作过程	污物登记项目齐全	10		
	固体污物收集、分装正确	10		
	液体污物收集、分装正确	10		
	锐利污物收集、分装正确	10		
	生物组织收集、分装正确	10		
	标识、标签正确、醒目	10		
操作后	污物交接正确	10		
评价	防护意识强	5		
	动作轻柔、准确、流程	5		
总分		100		

◎ **注意事项**

（1）在核损伤处置现场产生的污物，均视为放射性污物，用后进行登记，分类分装，妥善保存，集中处置，不准随意丢弃和存放。

（2）放射性污物须离复检的伤病员或复检的物品尽量远，以避免影响复检结果。

（3）放射性污物储存量必须记录，按要求对资料加以保存。

（4）应尽可能地实现污物的分类与分离。

（5）放射性标识、标签要醒目。

◎ **知识要点**

（1）放射性废物的分类：分为固体废物、液体废物、气态废物。核应急医学救援现场产生的放射性污物主要包括固体污物、液体污物，常见于去除的伤员衣物、物品；被污染的一次性防护用品，如口罩、帽子、脚套、床单、床罩、医用手套等；用后的一次性医疗用品，如输液用品、各种治疗包等；一次性去污用品，如湿巾、纱布等；洗消产生的废水废液；手术过程中产生的锐利器械，如刀片、缝合针等；撤收时用于包绕设备器械、环境等的保鲜膜等。

（2）所有放射性污物统一转运至指定地点储存或处理。固体污物由灰化炉焚烧，废液存放于衰变池内衰变、固化，统一运至指定地点深埋。若无处置条件，可由环保部门统一处理。

第九节 早 期 促 排

◎ **简介**

促排是指清除体内放射性核素的处理过程，目的是减少内照射剂量,降低健康风险。可采取减少摄入、避免器官中放射性核素混合与内部沉积等措施,以促进摄入的放射性核素的消除与排出。

◎ 操作流程

防护要求
根据现场环境确定防护级别(详见第二节防护装备的选择与穿戴)

↓

用物准备(减少吸收,以洗胃为例)
全自动洗胃机(图1-8)、标本瓶、弯盘、纱布、口含嘴、听诊器、胶布、洗胃包(治疗巾、50 mL注射器、小药杯、纱布、弯盘)、胃管、液体石蜡、清水桶、污物桶各1个

↓

操作前核对
(1)核对伤员信息
(2)评估伤员情况是否耐受洗胃
(3)解释洗胃目的、方法、注意事项及配合要点

↓

洗胃
连接机器进行管道检查后,打开洗胃机的开关,戴好手套,将胃管润滑,由口腔插入大约55~60 cm处,证实胃管在胃内后,用胶布固定胃管,将洗胃机和胃管相连,按下开关键,每次引入洗胃液量300~500 mL,在反复洗净胃内容物后再按停止键,洗胃完毕后进行拔管

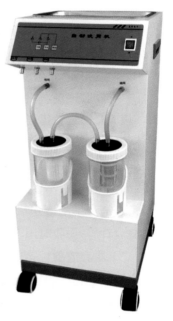

图1-8 洗胃设备

整理用物
　　用物分类收集、分装后统一按放
射性废物标准处理

　　根据生物样本检测,确定核素种
类和剂量,选用不同的促排药物促排
(图1-9)

　　用物准备[早期促排,以喷替酸
(促排灵,DTPA)为例]

操作前核对
(1) 核对伤员信息
(2) 评估伤员情况,选择合适的给药途径
(3) 解释药物治疗的目的、方法、注意
　　事项及配合要点

给药
　　途径一:静脉输注,1 g Ca - DTPA
未稀释3～4 min,或稀释于100～
250 mL生理盐水,或5%葡萄糖后输入
　　途径二:化雾器吸入,吸入气溶胶
30 min,气溶胶由5 mL 20%浓度溶液
或4 mL 25%浓度溶液组成

整理用物
　　用物分类收集、分装后统一按放
射性废物标准处理

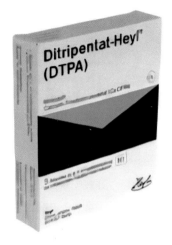

图1-9　促排药物

❯ 评分标准

流程		要 求	标准分	得分	缺陷情况记录
操作前准备		备齐用物	10		
		个人防护符合要求	10		
核对		正确核对伤员信息	10		
		解释目的、方法、注意事项及配合要点	10		
操作过程	洗胃	洗胃方法正确	10		
	给药	药物选择合理	10		
		给药方法合理	10		
操作后		处理废弃物正确	10		
评价		无菌观念及防护意识强	10		
		受伤观念强	10		
总分			100		

❯ 注意事项

（1）对一次性食入大量未知放射性核素的伤员，在食入后 1~2 h 内洗胃。

（2）如吸入大量不溶性放射性物质，只在不损坏肺功能情况下才可洗肺。

（3）疑有体内放射性污染时，紧急情况下可采取洗胃、洗肺等措施，同时收集生物样本，进行样本检测，确定体内核素种类、剂量，针对特定核素，合理用药，进行促排治疗。

（4）生物检测组评估促排效果，如必要持续进行促排治疗。

（5）给药途径正确,药量合理。

（6）禁用促进放射性核素溶解和吸收的酸性物质洗胃。

⊙ 知识要点

促进体内核素排出的方法如下。

1. 减少吸收

（1）减少胃肠道吸收:常见措施如催吐、洗胃、导泻、大量输液等。在食入放射性核素的最初 1～2 h 内可进行催吐和洗胃,可用清洁钝刺刺激咽部,或口服催吐药物,或皮下注射阿扑吗啡（5～10 mg）,催吐要及早实施,可使刚进入胃内的放射性物质排 80%～90%。在催吐不佳时,可用温生理盐水或弱碱性溶液如 2% 碳酸氢钠洗胃。摄入放射性核素超过 4 h,服用缓泻剂,可加速放射性核素在胃肠道内运行,缩短停留时间,加速排出。

（2）减少呼吸道吸收:由呼吸道进入的放射性核素,应清洗鼻腔,在鼻咽部喷入血管收缩剂（如 1% 麻黄碱或 0.1% 的肾上腺素）,然后口服祛痰药（如氯化铵 0.3 g,碘化钾 0.25 g）促使其随痰咳出;减少下呼吸道吸收,可酌情应用洗肺疗法。

2. 加速排出

（1）口服碘化钾片:口服碘化钾片 0.1 g,可阻止食入或吸入的放射性碘在甲状腺内的蓄积,并提高放射性碘的排出速率,但其效果与服药时间有关,一般在摄入放射性碘同时或摄入前 24 h 内服用效果最佳,4 h 后阻滞效果已显著下降。

（2）应用络合剂:络合剂在体内能与金属离子形成溶解度大、离解度小、扩散力强的络合物,加速金属离子自体内经肾排出。络合剂的应用已成为促排放射性核素的重要方法之一。其中 DTPA 用得最多,它对稀土素族放射性核素的促排有显著疗效,对 ^{60}Co、^{65}Zn、^{46}Sc 和钍、铀也有一定的促排效果。影响 DTPA 疗效的因素主要是用药时间和途径,受污染后立即或预计可能受污染(污染前)用药,效果较好;用药途径以静滴最好,口服吸收率很低,促排效果不佳,对于吸入污染者,吸入 DTPA 更好。毒副作用有毛囊炎、咽喉炎、口腔溃疡、阴囊炎等,重者伴有发热或尿蛋白和镜下血尿,它与体内锌大量丢失有关。

新 DTPA 为其锌盐,可降低这种毒副作用,但是它的早期疗效不如 DTPA 好,两者交替使用有利于降低毒性,延长用药时间。国内研制的喹胺酸对钍和铀的促排效果明显高于 DTPA,临床推荐剂量为每天肌内注射 0.5 g,连续 3 d 为一个疗程。

(3)影响代谢疗法:利尿剂或其他影响水代谢的方法,加速分布于体液的放射性核素氚的排出;脱钙疗法(应用副甲状腺素、甲状腺素或低钙饮食来实现)能促使沉积于骨的放射性锶、钡、镭释放到血液,随肾排出;致酸剂氯化铵可致轻度酸中毒,使骨质分解代谢增强,促进骨内放射性锶、钡、镭的排出。

第十节　伤员的登记

◎ 简介

在收治入口处设置伤员分类与信息登记处,由负责登记工作的护理人员按照伤员接收顺序进行伤员信息登记(图 1-10),同时进行二次救治分类,重点区分内污染伤员、急性放射病伤员、急性放射性皮肤损伤伤员、伤口放射性污染伤员、放射复合伤伤员、外伤需进一步处置伤员、心理应激伤员。

操作流程

防护要求

根据现场环境确定防护级别（详见第二节防护装备的选择与穿戴）

↓

物品准备

一次性医用口罩、敷料、绷带、病号服、床单或毛毯、伤员登记本

↓

伤员防护

戴一次性医用口罩、包扎伤口、更换病号服（无法更换病号服的重伤员覆盖床单或毛毯）

↓

伤员登记

记录伤员个人信息（姓名、性别、年龄、电话等）、伤情和病情变化、急救处理与护理措施等信息

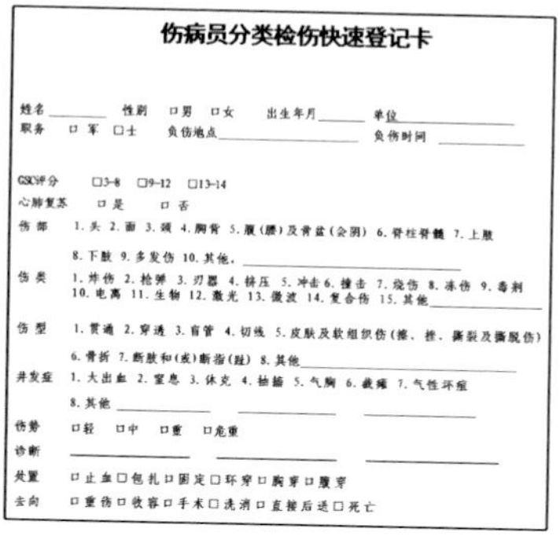

伤病员分类检伤快速登记卡

姓名______ 性别 □男 □女 出生年月______ 单位______

职务 □军 □士 负伤地点______ 负伤时间______

GSCS评分 □3-8 □9-12 □13-14

心肺复苏 □是 □否

伤部 1.头 2.面 3.颈 4.胸背 5.腹(腰)及骨盆(会阴) 6.脊柱脊髓 7.上肢 8.下肢 9.多发伤 10.其他.______

伤类 1.炸伤 2.枪弹 3.刃器 4.挤压 5.冲击 6.撞击 7.烧伤 8.冻伤 9.毒剂 10.电离 11.生物 12.激光 13.微波 14.复合伤 15.其他______

伤型 1.贯通 2.穿透 3.盲管 4.切线 5.皮肤及软组织伤(擦、挫、撕裂及撕脱伤) 6.骨折 7.断肢和(或)断指(趾) 8.其他______

并发症 1.大出血 2.窒息 3.休克 4.抽搐 5.气胸 6.截瘫 7.气性坏疽 8.其他______

伤势 □轻 □中 □重 □危重

诊断 ______

处置 □止血□包扎□固定□环穿□胸穿□腹穿

去向 □重伤□收容□手术□洗消□直接后送□死亡

图 1-10 伤员登记卡

评分标准

流程	要 求	标准分	得分	缺陷情况记录
操作前准备	操作人员正确穿戴防护用品	30		
物品准备	物品准备齐全	20		

（续表）

流程	要　　求	标准分	得分	缺陷情况记录
伤员防护	防护操作正确	20		
伤员登记	伤员个人信息、疾病处置记录完整	30		
总分		100		

◎ 注意事项

（1）登记信息准确、全面。

（2）实行动态登记，及时记录伤员的病情变化。

（3）妥善保管伤员登记表，记载伤员医疗、后送情况的医疗文件，是战时伤员救治情况统计的基础。

第十一节　洗　　消

◎ 简介

洗消是指对有体表放射性沾染的人员、设施、设备、物品、环境等进行消除污染的措施。此处主要指人员体表放射性沾染的洗消。

◎ 操作流程

防护要求

根据现场环境确定防护级别（详见第二节防护装备的选择与穿戴）

脱剪衣物

物品准备

剪刀、污物袋、记号笔、放射性污桶、洗消担架

可行走伤员
(1) 将可自己行走和移动的伤员引导至轻伤员洗消通道
(2) 检查伤员伤票信息
(3) 收集伤员随身携带的贵重物品,协助伤员脱去全身衣物、鞋子及包扎伤口的敷料和绷带
(4) 将伤员全部物品放入污物袋中,在污物袋上标记伤员的信息后放入放射性污桶

担架伤员
(1) 将担架伤员引导至重伤员洗消通道并更换洗消担架,搬运过程中注意避免二次伤害
(2) 检查伤员伤票信息
(3) 收集伤员随身携带的贵重物品并进行登记
(4) 使用剪刀将衣物剪除(图 1 - 11):上衣将纽扣或拉链解开,由两侧衣领处沿袖子向袖口剪开后将衣物卷起,背部衣服将伤员的上半身轻微抬起后抽出;裤子先抽出皮

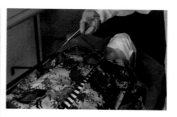

图 1 - 11　脱剪衣物

带，由一侧裤腰沿裤腿至裤脚剪开，由刀口齐平裆底位置水平剪至对侧裤腿中间，转刀口向下至裤脚全部剪开后将裤子卷起

(5) 将伤员全部物品放入污物袋中，在污物袋上标记伤员的信息后放入放射性污桶

体表沾染监测

物品准备
手持式表面沾染检测仪、记号笔

检测

(1) 进行体表沾染检测（检测顺序见第五节表面污染检测仪的使用）（图1-12）

(2) 确定沾染部位、沾染范围和沾染剂量，在伤票上标注，在沾染部位皮肤使用记号笔标注

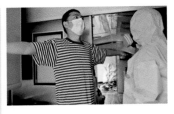

图1-12　体表沾染检测

伤口洗消

物品准备
防水敷料、一次性手术贴膜、一次性使用换药包、无菌清创缝合包、生理盐水、伤口沾染检测仪

洗消操作

(1) 防水敷料覆盖伤口,防止沾染扩散

(2) 生理盐水浸湿纱布清洁伤口周围皮肤,一块纱布绕伤口清洁一周,共清洁 3 次

(3) 使用一次性手术贴膜覆盖伤口周围皮肤(图 1 - 13)

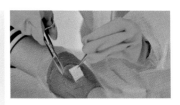

图 1 - 13 伤口洗消

(4) 如伤口中有可见沾染物,清除并保存以备分析

(5) 反复使用生理盐水冲洗伤口,每次冲洗后使用伤口沾染检测仪进行检测(图 1 - 14),判定去污效果,每次去污后更换敷料和手套

(6) 伤口去污后,进行常规清创消毒处理

(7) 用防水敷料覆盖去污后的伤口

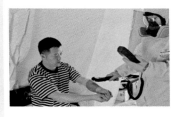

图 1 - 14 伤口洗消检测

头面部洗消

物品准备

　　生理盐水、大量清水、中性肥皂水、牙膏、软毛刷、一次性医用棉签、3%柠檬酸、3%过氧化氢溶液、抗生素眼药水、呋麻滴鼻液、耳冲洗器、剪刀

眼鼻口耳洗消

(1) 眼:面部偏向一侧,翻起上眼睑,使用生理盐水从内眦到外眦冲洗,用医用弯盘贴在面部接冲洗后的生理盐水,冲洗 2～3 遍后滴抗生素眼药水

(2) 鼻:剪去过长的鼻毛,使用干一次性医用棉签擦拭鼻腔 1 次,蘸生理盐水的棉签擦拭鼻腔 2～3 次,采用边旋转边擦拭的方式,每根棉签仅擦拭 1 次

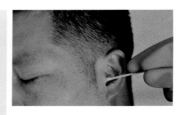

图 1-15 耳部洗消

(3) 口:牙膏刷牙,用水或 3% 柠檬酸反复漱口清洁口腔,不可吞咽,咽部可采用 3% 过氧化氢溶液含漱,不可吞咽

(4) 耳:观察耳道及颅底,无受伤情况下方可对耳部进行洗消,外耳可直接冲洗,用蘸生理盐水的棉签擦拭外耳道(图 1-15),用耳冲洗器冲洗耳道,注意保护鼓膜,洗消后滴入呋麻滴鼻液

面部洗消

伤员采用坐姿,面部朝下屏住呼吸,使用流动水对面部冲洗 2～3 次

毛发洗消

剪去过长毛发(图 1-16),软毛刷蘸中性肥皂水对头部进行彻底清洗后,再使用清水冲洗,重复 2～3 次

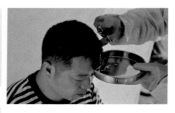

图 1-16 毛发洗消

全身洗消

物品准备

大量清水、中性肥皂水、软毛刷、毛巾或浴巾

手部洗消
　　使用软毛刷蘸中性肥皂水,按先掌心后掌背的顺序沿皮肤纹理方向擦拭(图1-17),对指间、指缝、指甲内等部位重点清洗,使用清水冲洗,重复2~3次

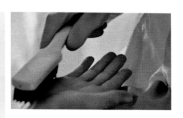

图1-17　手部洗消

皮肤洗消
　　采用淋浴冲洗的方式,先用中性肥皂水擦洗,后用大量清水冲洗,避免水进入眼、耳、鼻和口内,清洗完毕后用毛巾擦干

复检

物品准备
　　手持式表面沾染检测仪、病号服、被单或保温毯

检测
(1) 检测顺序同沾染检测
(2) 检测合格,可行走伤员更换清洁病号服,担架伤员覆盖被单或清洁保温毯
(3) 检测不合格,返回洗消室再次洗消;当清洗3次仍不合格,则不应再进行洗消,可标记后,进行后送处理

▶ 评分标准

流程	要　　求	标准分	得分	缺陷情况记录
操作前准备	采样人员正确穿戴防护用品	10		
脱剪衣物	备齐用物	5		
	正确操作	5		
体表沾染监测	备齐用物	5		
	按正确顺序检测并标记	5		
伤口洗消	备齐用物	5		
	正确洗消	5		
头面部洗消	备齐用物	5		
	正确眼部洗消	5		
	正确鼻部洗消	5		
	正确口腔洗消	5		
	正确耳部洗消	5		
	正确面部洗消	5		
	正确毛发洗消	5		
全身洗消	备齐用物	5		
	正确手部洗消	5		
	正确皮肤洗消	5		
复检	备齐用物	5		
	正确操作	5		
总分		100		

▶ 注意事项

（1）伤口去污应较体表其他部位沾染更优先处理，避免造成内沾染。

（2）战时洗消标准：皮肤 $>10\,000\ \text{Bq/cm}^2$ 或者伤口 $> 3\,000\ \text{Bq/cm}^2$ 时需进行洗消。

（3）对于反复去污及清创后的伤口，如仍高于两倍本底剂量，可做相应标识后带污后送。

（4）后清洗部位的污水避免流到已清洗部位，尤其避免液体流入眼耳口鼻内，造成沾染扩散或去沾染无效。

（5）全身洗消顺序为按照检测的沾染程度，按由重到轻、由上到下、避免吸收、避免扩散的原则进行清洗去沾染，重点清洗手部，及皮肤褶皱较多的部位，如肘部、膝部、腋窝等。

（6）毛巾的每个面仅可使用一次，避免未清洗干净的沾染物带到其他部位。

> ◎ 知识要点

1. 洗消的基本原则

（1）先救命后洗消。

（2）先伤口后全身。

（3）先头部后躯干。

（4）局部洗消先轻污后重污，全身洗消先重污后轻污。

2. 伤口洗消要点

（1）放射性异物或污染伤口将造成内污染，应尽可能防止或减少放射性物质进入体内，尽早对内污染水平进行估算。

（2）放射性异物及使用的器械应放置在专门容器内，并做好登记、定点保存、安全保管。

（3）每次冲洗伤口后，进行辐射测量，并记录结果。

（4）如冲洗效果不佳，或多次冲洗后，污染水平仍然很高，应进行伤口清创手术。

（5）清创手术既要遵循外科手术原则，也要遵循放射性污染手术要求，防止污染扩散。

（6）伤口缝合或其他处理前，应尽可能彻底去除伤口周围皮肤的污染。

3. 体表洗消要点

（1）首先去除受污染的外衣，可去掉大部分的表面污染（约90%）；尽快确定污染部位、范围及程度。

（2）少量伤员时可淋浴与擦拭结合，先用湿毛巾、中性肥皂、香波擦洗污染局部，然后全身淋浴，避免污染扩散和减少污水量；批量伤员时可直接全身淋浴，提高洗消效率。

（3）去污时手法要轻，避免擦伤皮肤，对皮肤褶皱处等不易清理的污染部位，可使用软毛刷刷洗。

（4）去污宜用约 40 ℃的温水（若水太热，会造成因皮肤充血，加快血液循环而加剧皮肤对污染的吸收；若水太冷，会使皮肤毛孔收缩闭合，而将放射性污染物陷在毛孔内，不能彻底去除）。

（5）合理使用去污剂，去污剂要和污染的放射性核素相一致。能不用去污剂去除的污染，最好不用去污剂。适时、慎重选用含络合剂（能与金属离子形成络合离子的化合物）的洗涤剂，尽可能不用氧化剂，如果使用，禁忌损伤皮肤黏膜。

（6）复检时，当放射性污染低于本底水平的 2 倍或后次较上次洗消效率低于 10%时，即可终止洗消。

（7）复检不合格时，提醒伤员对污染部位进行重点洗消。总之，洗消次数不宜过多，一般不超过 3 次，以免损伤皮肤，增加内污染危险。

第二章
化学应急救援护理技术

因战争、自然灾害或意外事故造成的化工厂、化学品仓库等化学品集中地域发生的化学性伤害事件,以及集团或组织利用有毒有害化学品为袭击手段来胁迫、危害普通公民,以达到其政治、军事目的所采取的暴力行为,均可导致化学灾害甚至大规模伤亡事件。本章主要介绍针对以上化学灾害的化学应急救援关键护理技术操作。

第一节　防护装备的选择与穿戴

◎ 简介

防护装备的选择与穿戴是为了保护应急救援现场工作人员免受化学污染物的危害而采取的自我防护措施,所有救援人员应在充分防护的条件下开展救援工作。

◎ 操作流程

物品准备
防护服、全面罩或半面罩、滤毒罐

或自带便携式呼吸器、耐化学腐蚀的防护手套和靴套

物品检查

检查装备齐全,防护服无破损、自黏带完好、防毒面具气密性良好、滤毒罐有效期及是否安装到位

穿戴防护装备

(1) 取出防护服,从上向下拉开拉链抖动使其松散
(2) 双腿依次伸入防护服裤腿中
(3) 穿戴靴套,防护服裤腿压在靴套外
(4) 上拉防护服,将胳膊依次伸入防护服袖子中
(5) 正确佩戴防护面罩和(或)合适的眼部防护装备
(6) 戴好防护帽,拉链拉至顶部,锁住锁扣,黏贴密封条
(7) 佩戴防护手套,防护服袖子压在手套外

◎ 评分标准

流程	要　　求	标准分	得分	缺陷情况记录
操作前准备	备齐用物	10		
	使用前检查	10		
	正确穿戴防护装备	20		
	正确佩戴防毒面具	20		

（续表）

流程	要　　求	标准分	得分	缺陷情况记录
评价	防护装备穿戴顺序正确	20		
	防护服及防毒面具密闭性完好	20		
总分		100		

⊚ 注意事项

（1）开始救援前，可通过上举双臂、弯腰、下蹲等动作评估防护服的合适性和面具密闭性。

（2）若化学防护服出现破损，应立即更换。

（3）为了提高防护密闭性，可在开口处（如门襟、袖口、裤管口、面罩和防护帽连接口）加贴胶带。

（4）穿戴防护装备会增加新陈代谢，相应地增加热量的产生，并阻止机体产生的热量消散，从而增加热应激的风险。可采取措施限制和防止热积累，如使用降温系统及按交班休息机制进行救援。

⊚ 相关知识点

1. 各级防护服使用情况

A级防护适用情况：战剂未知、战剂已知并有显著暴露危害。

B级防护适用情况：战剂已知和明显需要呼吸系统防护、空气氧含量少于19.5％。

C级防护适用情况：战剂和其环境浓度已知，可被防毒面具清除、接触已知无皮肤损害的战剂，且不会发生明显的透皮吸收、空气氧含量高于 19.5%。

D 级防护适用情况：没有已知的风险。

2. 各区人员防护要求

热区：原则上在已知污染物并且无明显的液体毒剂喷洒的情况下，采用 C 级防护；否则应采用 B 级以上防护。

温区：在该区域人员需要着 C 级防护装备。

冷区：在清洁区的医疗救援人员以及指挥人员可采用 D 级防护，但必须随身携带防毒面具。

第二节　血标本采集

⊙ 简介

血标本采集是指采集患者少许血液，通过化学、物理或生物学的实验室技术和方法进行实验，作为判断伤病员有无异常存在的依据。

⊙ 操作流程

> **防护要求**
> 根据现场污染情况确定防护级别
> （详见第一节防护装备的选择与穿戴）

> **物品准备**
> 治疗盘、碘伏、棉签、止血带、采血针、真空采血管、感染性医疗废物桶、密封盒、锐器盒、治疗巾、胶贴

核对

告知患者操作的目的和内容，核对医嘱及患者信息，评估患者病情、血管情况

采血

(1) 选择穿刺肢体，在下方垫治疗巾，初步选择静脉采血，在穿刺处（近心端）约 5～6 cm 处扎止血带，末端向上，嘱患者握拳（视患者血管情况而定），以手指探明所选静脉走向和深浅

(2) 以穿刺点为中心常规消毒，待干，消毒直径大于 8 cm，消毒棉签置于感染性医疗废物桶

(3) 非惯用手拇指绷紧静脉下端皮肤，使其固定，惯用手持采血针，针头斜面向上，与皮肤成 15°～30°角自静脉上方或侧方刺入皮下，再沿静脉走向滑行入静脉，见回血，再顺静脉进针少许，用胶贴固定蝶翼，采血针另一端与真空管相连，当采集到需要量时反折针头，换采血管

(4) 松止血带，嘱患者松拳，用干棉签轻压穿刺点上方快速拔出针头

标记标本

再次核对信息后，将标本置于密封盒中，做好标记后送检

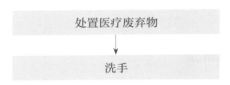

⊙ 评分标准

流程	要　求	标准分	得分	缺陷情况记录
操作前准备	采样人员正确穿戴防护用品	10		
用物准备	备齐用物，放置合理	10		
核对	核对患者信息（操作前、中、后）	10		
	评估患者血管情况	10		
操作过程	选择合适血管	5		
	消毒方式正确	5		
	采血方法正确	5		
	采集后正确按压，皮下无渗血	5		
	告知患者采血后注意事项	5		
操作后	标本正确标记与放置	5		
	标本送检及时准确	5		
	正确处理废弃物	5		
评价	消毒隔离观念强	10		
	受伤观念强	10		
总分		100		

⊙ 注意事项

（1）核对伤病员身份必须准确。

（2）危重伤病员配合度较差,需果断处理,缩短操作时间。

（3）操作完毕需局部加压固定。

（4）尽量集中采血,避免反复穿刺增加感染风险。

（5）止血带绑扎时间不宜过长(最好不超过 1 min),若患者血管条件较差,可以松掉后间隔 2 min 再次绑扎。

◎ 相关知识点

（1）采集按无菌操作原则穿刺,如遇同时采集多个血标本时,应见回血后按顺序依次插入采血管中(血培养→不含添加剂的采血管→凝血标本管→其他标本管)。

（2）在采血过程中,应当避免导致溶血的因素:取血清标本时,取下针头,缓慢注入干燥试管中,勿将泡沫注入,避免震荡;采全血或血浆标本时,取下针头,慢慢注入抗凝管中,轻轻转动试管防止血液凝固或溶血。

（3）禁止从输液侧肢体采血(女性行乳腺切除术后的患者应在手术对侧肢体采血),避免用力挤压或指腹按摩取血。

（4）根据检验目的的要求,把握采血时间和要求。如血液生化检测需要空腹采血,口服葡萄糖耐量试验需要定时采血,采集细菌培养标本需要尽可能在使用抗生素前或局部治疗前、高热寒战期采集标本。

第三节　排泄物、呕吐物标本采集

◎ 简介

通过采集伤病员的排泄物、呕吐物标本进行检验,以诊断化学毒物沾染情况。

▶ 操作流程

防护要求
根据伤员污染情况确定防护级别
（详见第一节防护装备的选择与穿戴）

↓

物品准备
标本储存试管、无菌长棉签、吸管、记号笔、密封袋

↓

标本采集
（1）采样人员口头指导伤病员如何正确收集标本
（2）使用无菌长棉签取粪便至试管内（水样便使用吸管吸取）
（3）使用吸管吸取呕吐物标本至试管内

↓

核对
双向核对被采样人员信息

↓

标记标本
容器外注明采集信息，将标本放入密封袋，每袋限1份标本

↓

及时送检

↓

处置医疗废弃物、洗手

◎ 评分标准

流程	要 求	标准分	得分	缺陷情况记录
操作前准备	操作人员正确穿戴防护用品	20		
物品准备	物品准备齐全	20		
标本采集	正确收集排泄物标本	20		
	正确收集呕吐物标本	20		
标记标本	标记内容正确	20		
总分		100		

◎ 注意事项

（1）送检标本必须明确标记，基本信息不漏项，至少包括标本种类、数量、采集地点、时间、采集人姓名等。采样过程要注意人员防护。

（2）保留样品，供后续调查使用。

第四节 检 伤 分 类

◎ 简介

检伤分类是指到达现场后全面检查伤病人数，进行检伤、分类，对伤员进行分级、分区急救处理和转运。在医疗资源不足的事件现场，应合理利用有限人力物力，达到救治尽可能多的有生存希望的伤员的目的。

⊙ 操作流程

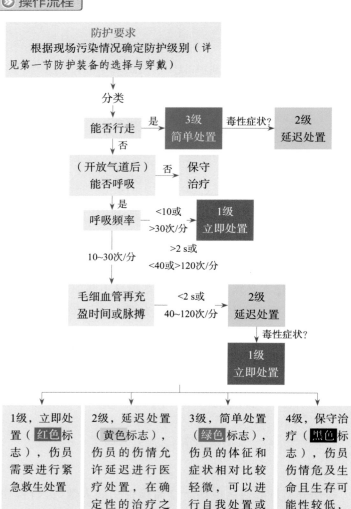

防护要求
根据现场污染情况确定防护级别（详见第一节防护装备的选择与穿戴）

分类

能否行走 —— 是 → 3级 简单处置 —— 毒性症状? → 2级 延迟处置

否

（开放气道后）能否呼吸 —— 否 → 保守治疗

是

呼吸频率 —— <10或>30次/分 → 1级 立即处置

10~30次/分

>2 s或<40或>120次/分

毛细血管再充盈时间或脉搏 —— <2 s或40~120次/分 → 2级 延迟处置

毒性症状?

1级 立即处置

1级，立即处置（红色标志），伤员需要进行紧急救生处置

2级，延迟处置（黄色标志），伤员的伤情允许延迟进行医疗处置，在确定性的治疗之前，有些伤员需要不间断地护理并缓解疼痛

3级，简单处置（绿色标志），伤员的体征和症状相对比较轻微，可以进行自我处置或由未经培训的人员进行协助

4级，保守治疗（黑色标志），伤员伤情危及生命且生存可能性较低，所需医疗处置超过医疗队的能力

◎ 评分标准

流程	要　　求	标准分	得分	缺陷情况记录
操作前准备	操作人员正确穿戴防护用品	50		
检伤分类	伤员正确分类	30		
分类后送	按伤员类别后送处理	20		
总分		100		

◎ 注意事项

（1）如果病例数还在不断增加，则布置后续救治机构做好接收伤员的准备。

（2）根据医疗机构内可用资源以及事件的规模和严重程度，分类可能有所不同。

（3）操作中的生命特征参数是以成人为基础的，对于儿童患者需要进行调整。

◎ 相关知识

化学中毒伤员，根据其病情，通常分为如下 4 种。

1. 立即处置(红色标识，优先级 1)

伤员需要进行紧急救生处置，这类处置不应费时或需要大量训练有素的人员，而且这类伤员在处置后具有比较高的生存概率。如极度痛苦的神经性毒剂中毒伤员(这类伤员有可能有意识或丧失意识：有可能出现严重的呼吸性窒迫或有可能在到达医疗机构前出现数分钟的呼吸暂停;有可能出现惊厥、抽搐或立即发作)、出现中度或重度光气中毒导致的呼吸窘迫综合征(或其他窒息性毒剂)或糜烂性毒剂中毒伤员、出现抽搐或数分钟呼吸暂停但循环功能尚可的氰化物中毒伤员、出现心血管性虚脱或过热的失能性毒剂 BZ(二苯羟乙酸-3-喹咛环酯)中毒伤员等。

2. 延迟处置(黄色标识,优先级 2)

伤员的伤情允许延迟进行医疗处置。尽管如此,在进行确定性治疗之前,有些伤员需要进行不间断地护理并缓解疼痛。这类伤员通常需要住院治疗但不会立即危及生命。如逐渐苏醒并恢复自发呼吸的神经性毒剂中毒伤员、损伤面积占体表面积 5%～50%或眼睛受累需要住院治疗但不需要立即进行救生处置的糜烂性毒剂(液体暴露)中毒伤员、呼吸性窘迫延缓发生(在暴露后超过 4 h 以上)的光气中毒伤员、暴露于氰化物蒸气且已存活 15 min 以上的伤员等。出现失能性毒剂(如 BZ)中毒症状的伤员通常不具有危及生命的损伤,但是由于其恢复期较长必须进行后送。

3. 简单处置(绿色标识,优先级 3)

伤员的体征和症状相对比较轻微,其可以进行自我处置或由未经培训的人员进行协助。如仅有轻微中毒症状(如瞳孔缩小、鼻液溢或轻度至中度呼吸性窘迫)可以行走和说话的神经性毒剂中毒伤员,在非重要部位通常损伤面积低于体表面积 5%或轻微眼睛刺激症状的糜烂性毒剂中毒伤员,暴露于氰化物但不需要进行治疗的伤员。

4. 保守治疗(黑色标识,优先级 4)

伤员伤情危及生命且生存可能性较低,所需医疗处置超过医疗队的能力。这一类别伤员并不一定意味着将不给予任何处置,而是这一类别决定了将给予何种医疗处置的优先权。如出现脉搏消失或呼吸暂停(持续时间未知)的神经性毒剂中毒伤员、损伤面积占体表面积50%以上的液态糜烂性毒剂中毒伤员、出现中度或重度呼吸困难以及晚期肺水肿症状的光气或其他窒息性毒剂中毒伤员、脉搏消失的氰化物中毒伤员等。

第五节　急救药物的使用

◎ 简介

本节中的急救药物是指用于治疗某类化学毒剂损伤的特效药物,目的是为救援现场伤病员的急救治疗。

◎ 操作流程

1. 神经性毒剂

立即肌内注射神经性毒剂中毒急救针1支,严重中毒者注射2~3支,症状控制不佳或复发可重复注射1~2次,每次1支,间隔1~2h,至中毒者出现"阿托品化"指征(口干、皮肤干燥、心率90~100次/分)

2. 糜烂性毒剂

(1) 芥子气:目前尚无治疗芥类毒剂损伤的特效药物
(2) 路易剂:静注二巯基丁二酸钠溶液,10 min 慢速注射,首次 10~20 mL,1~2h后再注射10 mL,连续 4~5 次

3. 全身中毒性毒剂

立即吸入亚硝酸异丙酯 1~2 支，如症状未缓解，间隔 2~5 min 再吸入 1~2 支，总量 5 支；有条件立即肌注抗氰自动注射针或抗氰急救注射液 1 支

4. 窒息性毒剂

目前尚无治疗此类毒剂损伤的特效药物

5. 失能性毒剂

首次静脉缓慢注射复方 7911 注射液 1~2 mL，0.5 h 后症状无明显改善且无明显不良反应者，可酌情重复半量，之后每 2~4 h 肌内注射 0.5 mL，或随病情变化调整

» 评分标准

流程	要　　　求	标准分	得分	缺陷情况记录
药物使用	正确使用神经性毒剂药物	25		
	正确使用糜烂性毒剂药物	25		
	正确使用全身中毒性毒剂药物	25		
	正确使用失能性毒剂药物	25		
总分		100		

◎ **注意事项**

（1）神经性毒剂救援现场无急救针时，酌情注射阿托品 $5\sim10\,mg$，重复注射剂量为 $2\sim5\,mg$。

（2）救治原则为特效抗毒结合综合治疗，对速杀性毒剂如神经毒或全身中毒性毒剂应尽早使用特效抗毒剂。

◎ **相关知识点**

（1）芥子气毒剂尚无特效抗毒药物，以对症综合治疗为主。

（2）窒息性毒剂尚无特效治疗药物，以"二防、二纠、一维持、一控制"（防治肺水肿、防治休克、纠正缺氧、纠正酸中毒、维持电解质平衡、控制感染）为原则进行综合治疗。

第六节　术中防护和监督

◎ **简介**

术中防护是指为避免手术人员、手术伤病员、设备器材、环境等遭受化学性污染而采取的防护措施。

◎ **操作流程**

防护要求
根据现场环境确定防护级别（详见第一节防护装备的选择与穿戴）

物品准备

一次性无菌手套、一次性无菌手术衣、一次性口罩、一次性帽子、一次性鞋套、一次性床单、一次性床罩、剪刀、专用废物收集袋或桶、锐器盒

↓

手术人员自我防护及监督

(1) 检查防护装备有无破损
(2) 按常规方法着一次性手术衣、戴无菌手套(即第三层手套)
(3) 双臂抱胸下蹲检查防护装备气密性,两人一组,互相检查防护是否规范、严密

↓

伤病员防护

(1) 伤病员到达手术室后,迅速给予佩戴或更换一次性帽子,给予吸氧面罩或气管插管等保持呼吸道通畅,迅速去除伤病员沾染衣物,覆盖一次性床单
(2) 术中按照解剖层次,由外到内逐层更换手术刀片,避免沾染扩散。术毕仍提示沾染的伤口采用封闭负压引流

↓

病原微生物侵害防护及监督

术中严格无菌操作,防止利器损伤,尽量使用一次性物品

↓

污染物处置

术中可能污染且废弃的锐器、敷

料、生物组织、废液等分别收集,分别置于锐器盒、废物桶、专用废液收集袋集中处理;可重复使用的手术器械、设备器材等进行洗消处理

◎ 评分标准

流程	要 求	标准分	得分	缺陷情况记录
操作前准备	备齐用物	20		
操作过程	个人防护装备穿戴正确、严密	10		
	伤病员防护正确	10		
	设备仪器包绕严密	10		
	环境防护严密	10		
	术中更换刀片、手套等正确	10		
	污染物处置正确	10		
评价	无菌观念及防护意识强	10		
	受伤观念强	10		
总分		100		

第七节 污物的登记和处理

◎ 简介

对在化学应急医学救援过程中产生的各种污染物包括去除的伤病员衣物、被污染的防护用品、医疗用品、手术切除的生物组织、洗消产生的废水等进行登记和合理处理。

⊘ 操作流程

防护要求
根据现场环境确定防护级别（详见第一节防护装备的选择与穿戴）

↓

物品准备
登记本、笔、污物袋、污物桶、锐器盒、专用废水收集袋、放射性标识、鹅颈结

↓

污物登记
将救援现场产生的固体废物、废液等进行分类收集，登记其来源、种类、产生时间、去向等

↓

污物收集、分装
(1) 非锐利固体污物收集于双层医疗废物袋内，集中暂存于污物桶（脚踏、带盖）内，撤收时用鹅颈结打结，标注姓名、日期、填写人等信息
(2) 洗消产生的废液装于专用的密闭容器内，黏贴污染标识
(3) 手术等产生的锐利固体污物置于密闭锐器盒内，黏贴污染标识
(4) 手术切除的生物组织等单独收集、装袋

↓

污物移交
有毒污物移交至防化部门或地方环保部门处理

◎ 评分标准

流程	要 求	标准分	得分	缺陷情况记录
操作前准备	备齐用物	15		
	个人防护符合要求	15		
操作过程	污物登记项目齐全	10		
	固体污物收集、分装正确	10		
	液体污物收集、分装正确	10		
	锐利污物收集、分装正确	10		
	生物组织收集、分装正确	10		
	标识、标签正确、醒目	10		
操作后	污物交接正确	10		
总分		100		

第八节　伤员的防护和登记

◎ 简介

　　对经检伤分类后进行现场急救或后送的伤员进行防护和登记。

◎ 操作流程

防护要求
根据现场污染情况确定防护级别
（详见第一节防护装备的选择与穿戴）

```
          ↓
┌─────────────────────────┐
│        物品准备          │
│  一次性医用口罩、敷料、绷带、病 │
│  号服、床单或毛毯、伤员登记本   │
└─────────────────────────┘
          ↓
┌─────────────────────────┐
│        伤员防护          │
│  戴一次性医用口罩、包扎伤口、更  │
│  换病号服（无法更换病号服的重伤员 │
│  覆盖床单或毛毯）          │
└─────────────────────────┘
          ↓
┌─────────────────────────┐
│        伤员登记          │
│  记录伤员个人信息（姓名、性别、  │
│  年龄、电话等）、伤情、病情变化、急救 │
│  处理与护理措施等信息       │
└─────────────────────────┘
```

⊙ 评分标准

流程	要　　求	标准分	得分	缺陷情况记录
操作前准备	操作人员正确穿戴防护用品	50		
物品准备	物品准备齐全	10		
伤员防护	防护操作正确	30		
伤员登记	记录内容正确	10		
总分		100		

第九节 洗 消

◎ 简介

洗消是指为有体表化学品沾染的人员、设施、设备、物品等进行消除污染的措施,此处主要指人员的洗消。

◎ 操作流程

> **防护要求**
> 根据现场污染情况确定防护级别
> (详见第一节防护装备的选择与穿戴)

↓

> **物品准备**
> 军用消毒包、毛巾或软纸、生理盐水、次氯酸盐洗消剂、敌腐特灵眼用冲洗液、密封袋、毒剂侦检装备以及各类化学毒剂相应解毒剂

↓

> **皮肤洗消**
> 遭受化学毒剂污染后,立即用军用消毒包或其他材料(毛巾或软纸等)吸除毒剂液滴,离开污染区后立即用清水或洗消液冲洗

↓

> **眼睛洗消**
> 头偏向一侧,深吸气后闭嘴并屏住呼吸,尽量睁大眼睛,用清水、生理

盐水或敌腐特灵眼用冲洗液等冲洗

↓

全身洗消
(1) 判断洗消人员的伤情,采取合适的
     方法将其送至指定洗消区域
(2) 去除负载装备
(3) 如戴有防毒面具和防毒头罩,先洗
     消防毒面具和防毒头罩
(4) 除去防护服上的污染毒物
(5) 去除防护服、防护靴、外衣、手套等
(6) 脱掉的染毒衣物放在密封储物袋
     中密封,放到指定区域
(7) 全身淋浴洗消
(8) 利用毒剂侦检装备进行洗消效果
     检测
(9) 洗消彻底后更换清洁衣物进入治
     疗区

↓

洗消记录

◎ 评分标准

流程	要　　求	标准分	得分	缺陷情况记录
操作前准备	操作人员正确穿戴防护用品	10		
物品准备	物品准备齐全	10		
局部洗消	消毒剂选择正确	15		
	洗消手法正确	15		

(续表)

流程	要　　求	标准分	得分	缺陷情况记录
局部洗消	洗消顺序正确	10		
全身洗消	洗消进行步骤正确	15		
	洗消顺序正确	15		
	洗消时长得当	10		
总分		100		

◎ 注意事项

（1）眼睛洗消时，注意姿势，禁忌染毒部位扩大。

（2）遭受化学毒剂攻击后，所有进入医疗机构的伤员，在治疗前用含氯类消毒剂溶液或敌腐特灵皮肤应急冲洗液洗消。

◎ 相关知识点

伤员如何移至指定洗消区域？

（1）洗消组成员先用较高浓度含氯类消毒剂消毒自己的手套和围裙。

（2）第 1 名成员把双手放在伤员大腿和小腿的下面，第 2 名成员把双手臂放在伤员的背部和臀部，第 3 名成员把双手臂放在伤员的两侧肩膀同时支撑伤员的头部和颈部。

（3）小心抬起伤员，当伤员被抬起同时、洗消组成员把担架移走，同时另一名洗消组成员用一副干净担架置于伤员下方（染毒担架用较高浓度含氯类消毒液洗消，放到指定区域）。

（4）将伤员小心地放到干净担架上。

（5）两名洗消成员抬起担架把伤员送到皮肤消毒区域。

第三章
生物应急救援护理技术

突发传染病或生物武器均可引起重大传染病疫情。本章主要介绍生物应急救援关键护理技术操作。

第一节 防护装备的选择与穿戴

⊙ 简介

个人防护装备是指医务人员（医生、护士、公共卫生人员、清洁人员等）及进入特定医药卫生区域的人群（如患者、医院探视人员、进入感染区域的人员等）所使用的防护性服装。其作用是隔离病菌、有害超细粉尘、酸碱性溶液、电磁辐射等，保证人员的安全和保持环境清洁。

清洁区进入潜在污染区穿脱个人防护用品

⊙ 操作流程

素质要求
服装整洁，仪表端庄

物品准备

N95 医用口罩 1 个、一次性帽子 1 只、护目镜 1 副、一次性防护服 1 件、手套 2 副、鞋套 1 副、速干手消毒剂 1 瓶、医用外科口罩 1 个。另备椅子 1 个、穿衣镜 1 个

人员准备

已穿好工作衣、裤、鞋、头发束紧

穿防护用品

穿衣间：

(1) 洗手

(2) 戴医用 N95 口罩（口述 N95 口罩佩戴流程，左手托住口罩外侧面，右手固定系带），调整鼻夹，口罩塑形，检查口罩气密性（图 3-1、图 3-2）

(3) 戴一次性帽子（头发全部包入）

(4) 戴护目镜，调整位置（上压帽子、下压口罩）及系带，松紧适宜

(5) 戴第一层手套

(6) 穿防护服：取出防护服，避免裤腿触碰地面，检查防护服有无破损，打开拉链，翻转卷起防护服，可坐下穿裤腿，再穿上半身，戴好防护帽，拉链拉至顶部，锁住锁扣，黏贴密封条，检查防护服气密性，口述标注姓名，口述双人互检（可坐椅子穿防护服裤脚部分）

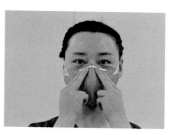

图 3-1　戴医用 N95 口罩

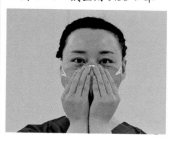

图 3-2　检查口罩气密性

（7）戴第二层手套（手套口完全包住防护服袖口）

（8）穿鞋套

（9）洗手

（10）全面检查防护用品的穿戴情况，确保穿戴符合规定要求（图3-3）

（11）抓避污纸开门，进入病区潜在污染区（医务人员工作站）

进入病区潜在污染区

脱防护用品

抓避污纸开门，进入第一脱衣间

第一脱衣间：

（1）洗手

（2）脱鞋套

（3）洗手

（4）脱防护服（撕开密封自黏带，拉链拉起至底部，双手拎起两侧衣领角，头部前倾，双手合力向外向后脱掉防护帽，由上到下向外翻卷脱下，全程内面在外），脱防护服的同时脱第一层手套（图3-4）

（5）洗手

（6）摘下护目镜（闭合双眼，上身稍前倾，双手取头部系带摘下）扔于专用桶内消毒

（7）洗手

抓避污纸开门，通过缓冲间进入第二脱衣间

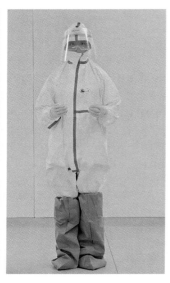

图3-3 检查防护用品穿戴情况

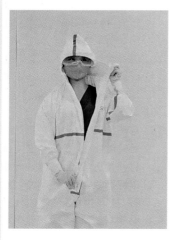

图3-4 脱防护服

脱防护用品

第二脱衣间：

（1）脱第二层手套

（2）洗手

（3）摘一次性帽子（上身稍前倾，单手由后向前摘下）

（4）摘下医用 N95 口罩（上身稍前倾，闭合双眼，双手取头部系带摘下）

（5）洗手（优选流动水洗手）

（6）戴医用外科口罩

（7）抓避污纸开门，通过缓冲间进入清洁区（图 3-5）

（8）脱去工作服，流动水洗手，沐浴离开

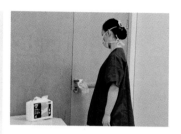

图 3-5　取避污纸开门

◎ 评分标准

流程		要　　求	标准分	得分	缺陷情况记录
评估		根据患者病情的传染性，给予不同的隔离方法	10		
操作前准备		备齐用物	10		
		人员准备	10		
操作过程	穿防护衣	无污染、无潮湿、破损	5		
		戴口罩、帽子、护目镜	10		
		穿连体防护服的顺序准确	5		
		拉链是否拉紧	10		
		戴手套	5		
		穿鞋套	5		
		手套口完全包住防护衣袖口	5		

（续表）

流程		要　　求	标准分	得分	缺陷情况记录
操作过程	脱防护衣	摘护目镜,放在消毒液内	5		
		脱防护衣顺序正确	5		
		脱防护服时污染面向里直至全部脱下	5		
评价		穿脱防护服的顺序准确,动作优美	5		
		清洁面、污染面概念清楚	5		
总分			100		

> **注意事项**

（1）防护服只限在规定区域内穿脱。

（2）穿前应检查防护服有无破损;防护衣应遮盖所有的工作服、帽子和可能外露的皮肤。

（3）发现有潮湿或破损时应及时更换;脱防护衣时应注意避免污染。

（4）脱下的防护用品都是污染面朝里。

（5）摘下护目镜放入 1 000 mg/L 有效氯浸泡、经环氧乙烷消毒后可反复使用。

（6）消毒地垫为 2 000 mg/L 有效氯消毒液。

（7）接触多个同类传染病伤病员时,防护服若无明显污染可连续使用。接触疑似伤病员时,防护服应在接触每个伤病员之间进行更换。

清洁区进入污染区穿脱个人防护用品

操作流程

素质要求

服装整洁,仪表端庄

↓

物品准备

N95 医用口罩 1 个、一次性帽子 1 只、护目镜 1 副、一次性防护服 1 件、手套 3 副、鞋套 1 副、一次性隔离衣 1 件、一次性面屏 1 件、靴套 1 副、速干手消毒剂 1 瓶、医用外科口罩 1 个。另备椅子 1 个、穿衣镜 1 个

↓

人员准备

已穿好工作衣、裤、鞋、头发束紧

↓

穿防护用品

穿衣间:

(1) 洗手

(2) 戴医用 N95 口罩(口述 N95 口罩佩戴流程,左手托住口罩外侧面,右手固定系带),调整鼻夹,口罩塑形,检查口罩气密性(图 3 - 1、图 3 - 2)

(3) 戴一次性帽子(头发全部包入)

(4) 戴护目镜,调整位置(上压帽子、下压口罩)及系带,松紧适宜

(5) 戴第一层手套

(6) 穿防护服:取出防护服,避免裤腿触碰地面,检查防护服有无破损,打开拉链,翻转卷起防护服,可坐下穿裤腿,再穿上半身,戴好防护帽,拉链拉至顶部,锁住锁扣,黏贴密封条,检查防护服气密性,口述标注姓名,口述双人互检(图3-6)

(7) 戴第二层手套(手套口完全包住防护服袖口)

(8) 穿鞋套

(9) 洗手

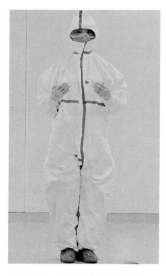

图3-6 穿着内层防护用品

穿衣间: 进入污染区进行有喷溅危险操作时的防护穿着

(1) 穿一次性隔离衣(隔离衣完全包裹背部,不留缝隙;标注姓名)

(2) 必要时选择戴一次性面屏

(3) 戴外层手套(手套口完全包住隔离衣袖口)

(4) 穿外层靴套

(5) 洗手

(6) 全面检查防护用品的穿戴情况,确保穿戴符合规定要求(图3-7)

(7) 如遇气管插管、气管切开等高风险操作时应选择正压头套进行穿戴

(8) 抓避污纸开门,进入病区污染区工作

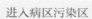

进入病区污染区

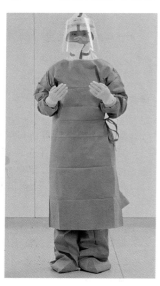

图3-7 检查外层防护
用品穿戴情况

脱防护用品

从污染区洗手后抓避污纸开门，进入第一脱衣间

第一脱衣间：

(1) 洗手

(2) 脱一次性隔离衣（先解开腰部系带，再解开领口系带，注意袖口不能碰到脸颊和衣领）（图3-8）

(3) 洗手

(4) 摘一次性面屏（上身稍前倾，单手取头部系带摘下）

(5) 洗手

(6) 脱第一层手套

(7) 洗手

(8) 开始脱防护服、外层靴套、外层手套（先撕开密封自黏带，拉链拉至底部。再用双手捏住帽子顶端，向上向后打开，拎起两侧衣领角，头部前倾，双手合力向外向后脱掉防护服，脱卸时由上到下向外翻卷脱下，污染面向里，直至连同靴套、鞋套、第二层手套全部脱下）（图3-9）

(9) 洗手

(10) 摘下护目镜（上身稍前倾，双手取头部系带摘下）扔于专用桶内消毒。

(11) 洗手

↓

脱防护用品

抓避污纸开门，通过缓冲间进入第二脱衣间

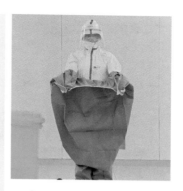

图3-8　脱一次性隔离衣

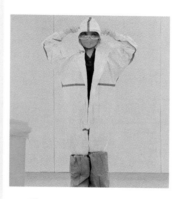

图3-9　脱防护服、外层靴套和手套

第二脱衣间:

(1) 脱第二层手套

(2) 洗手

(3) 摘下一次性帽子(上身稍前倾,单手由后向前摘下)

(4) 摘下医用 N95 口罩(上身稍前倾,闭合双眼,双手取头部系带摘下)

(5) 洗手(优选流动水洗手)

(6) 戴医用外科口罩

(7) 抓避污纸开门,通过缓冲间进入清洁区(图 3-10)

(8) 脱去工作服,流动水洗手,沐浴离开

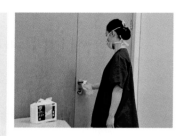

图 3-10 取避污纸开门

❯❯ 评分标准

流程		要　求	标准分	得分	缺陷情况记录
评估		根据患者病情的传染性,给予不同的隔离方法	10		
操作前准备		备齐用物	10		
		人员准备	10		
操作过程	穿防护衣	无污染、无潮湿、无破损	5		
		戴口罩、帽子、护目镜	10		
		穿连体防护服的顺序准确	5		
		拉链是否拉紧	10		
		戴手套	5		
		穿鞋套	5		
		手套口完全包住防护衣袖口	5		

（续表）

流程		要　　求	标准分	得分	缺陷情况记录
操作过程	脱防护衣	摘护目镜，放在消毒液内	5		
		脱防护衣顺序正确	5		
		脱防护服时污染面向里直至全部脱下	5		
	评价	穿脱防护服的顺序准确，动作优美	5		
		清洁面、污染面概念清楚	5		
总分			100		

⊙ 注意事项

（1）防护服只限在规定区域内穿脱。

（2）穿前应检查防护服有无破损；防护衣应遮盖所有的工作服、帽子和可能外露的皮肤。

（3）如遇气管插管、气管切开等高风险操作时，应选择正压头套进行穿戴。

（4）发现有潮湿或破损时应及时更换；脱防护衣时应注意避免污染。

（5）脱下的防护用品都是污染面朝里。

（6）摘下护目镜放入1 000 mg/L有效氯浸泡、经环氧乙烷消毒后可反复使用。

（7）消毒地垫为2 000 mg/L有效氯消毒液。

（8）接触多个同类传染病伤病员时，隔离衣或防护服若无明显污染可连续使用。接触疑似伤病员时，隔离衣或防护服应在接触每个伤病员之间进行更换。

第二节　血标本采集

▶ 简介

　　血标本采集是指采集患者少许血液,通过化学、物理或生物学的实验室技术和方法进行实验,作为判断伤病员有无异常存在的依据。

▶ 操作流程

防护要求
根据现场污染情况确定防护级别
(详见第一节防护装备的选择与穿戴)

↓

物品准备
治疗盘、碘伏、棉签、止血带、采血针、真空采血管、感染性医疗废物桶、密封盒、锐器盒、治疗巾、胶贴

↓

核对
告知患者操作的目的和内容,核对医嘱及患者信息,评估患者病情、血管情况(图3-11)

↓

采血
(1)选择穿刺肢体,在下方垫治疗巾,初步选择采血静脉,在穿刺处(近心端)约5~6 cm处扎止血带,末

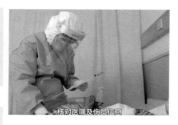

图3-11　核对医嘱

端向上,嘱患者握拳(视患者血管情况而定),以手指探明所选静脉走向和深浅

(2) 以穿刺点为中心常规消毒,待干,消毒直径＞8 cm,消毒棉签置于感染性医疗废物桶

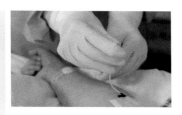

图 3-12　采血

(3) 非惯用手拇指绷紧静脉下端皮肤,使其固定,惯用手持采血针,针头斜面向上,与皮肤成 15°～30°角自静脉上方或侧方刺入皮下,再沿静脉走向滑行入静脉,见回血,再顺静脉进针少许,用胶贴固定蝶翼,采血针另一端与真空管相连,当采集到需要量时反折针头,换采血管(图 3-12)

(4) 松止血带,嘱患者松拳,用干棉签轻压穿刺点上方快速拔出针头

标记标本

再次核对信息后,将标本置于密封盒中,做好标记后送检(图 3-13)

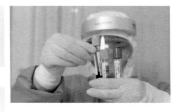

图 3-13　标记标本

处置医疗废弃物

洗手

评分标准

流程	要　　求	标准分	得分	缺陷情况记录
操作前准备	采样人员正确穿戴防护用品	10		

流程	要　　求	标准分	得分	缺陷情况记录
用物准备	备齐用物,放置合理	10		
核对	核对患者信息（操作前、中、后）	10		
	评估患者血管情况	10		
操作过程	选择合适血管	5		
	消毒方式正确	5		
	采血方法正确	5		
	采集后正确按压,皮下无渗血	5		
	告知患者采血后注意事项	5		
操作后	标本正确标记与放置	5		
	标本送检及时准确	5		
	正确处理废弃物	5		
评价	消毒隔离观念强	10		
	受伤观念强	10		
总分		100		

◎ 注意事项

（1）核对伤病员身份必须准确。

（2）危重伤病员配合度较差,需果断处理,缩短操作时间。

（3）操作完毕需局部加压固定。

（4）尽量集中采血,避免反复穿刺增加感染风险。

（5）止血带绑扎时间不宜过长（最好不超过 1 min），若患者血管条件较差，可以松掉后间隔 2 min 再次绑扎。

◎ 相关知识点

（1）采集按无菌操作原则穿刺，如遇同时采集多个血标本时，应见回血后按顺序依次插入采血管中（血培养→不含添加剂的采血管→凝血标本管→其他标本管）。

（2）在采血过程中，应当避免导致溶血的因素：取血清标本时，取下针头，缓慢注入干燥试管中，勿将泡沫注入，避免震荡；采全血或血浆标本时，取下针头，慢慢注入抗凝管中，轻轻转动试管防止血液凝固或溶血。

（3）禁止从输液侧肢体采血（女性行乳腺切除术后的患者应在手术对侧肢体采血），避免用力挤压或指腹按摩取血。

（4）根据检验目的的要求，把握采血时间和要求。如血液生化检测需要空腹采血，口服葡萄糖耐量试验需要定时采血，采集细菌培养标本需要尽可能在使用抗生素前或局部治疗前、高热寒战期采集标本。

第三节　鼻、咽拭子采集

◎ 简介

通过鼻咽拭子采集呼吸道黏膜表面样本是诊断病毒过程中的一项操作。该操作常用于检查各类病毒和某些细菌引起的疑似呼吸道感染患者。

⊙ 操作流程

> **防护要求**
> 根据现场污染情况确定防护级别
> （详见第一节防护装备的选择与穿戴）

↓

> **物品准备**
> 试管架、标本储存试管、记号笔、
> 生理盐水、咽拭子、鼻咽拭子、密封袋、
> 手套、免洗手消毒液

↓

> **核对**
> 双向核对被采样人员信息

↓

> **咽拭子采集**

(1) 被采样人员使用生理盐水漱口

(2) 采样人员将咽拭子放入无抗生素
　　的病毒保存液或无菌生理盐水中
　　湿润后采样

(3) 被采样人员取坐位或半坐卧位,头
　　部微仰,嘴张大,并把头靠在墙上
　　或抵在椅背上固定不动,并发出
　　"啊"音,露出两侧咽扁桃体

(4) 将咽拭子越过舌根,在被采样者两
　　侧咽扁桃体处稍微用力来回擦拭
　　至少3次,随后在咽后壁上下擦拭
　　至少3次,避免接触舌头、牙龈、牙
　　齿(图3-14)

(5) 缓缓取出拭子,将拭子头端浸入含
　　2～3 mL病毒保存液的试管中,尾

部弃去,旋紧管盖

↓

鼻咽拭子采集

(1) 采样人员指导被采样人员头后仰便于采样(必要时更换手套后扶住被采样人员头部)

(2) 咽拭子贴鼻孔进入,沿下鼻道的底部向内缓缓深入(图3-15)

(3) 待咽拭子顶端到达鼻咽腔后壁时,轻轻旋转一周

(4) 缓缓取出拭子,将拭子头端浸入含 2~3 mL 病毒保存液的试管中,尾部弃去,旋紧管盖

↓

标记标本

容器外注明采集信息,将标本放入密封袋,每袋限1份标本

↓

及时送检

↓

处置医疗废弃物、洗手

◎ 评分标准

流程	要 求	标准分	得分	缺陷情况记录
操作前准备	采样人员二级防护	5		
	备齐用物	10		
核对	核对被采集人姓名、采集途经	5		

(续表)

流程		要　　求	标准分	得分	缺陷情况记录
操作过程	采集咽拭子	被采样人漱口	5		
		拭子用生理盐水沾湿	5		
		被采集人员体位正确,动作配合正确	10		
		采集位置正确	10		
	采集鼻咽拭子	被采集人员体位正确	5		
		进入深度正确,方法正确	10		
		到达鼻咽腔后壁时轻轻旋转一周	10		
采集后		将拭子头端浸入含2～3 mL病毒保存液的试管中,旋紧管盖	5		
		标本标记后放入密封袋中,一人一袋	10		
评价		消毒隔离观念强	5		
		受伤观念强	5		
总分			100		

◎ 注意事项

（1）禁止将咽拭子放入带抗生素的病毒保存液中湿润,避免抗生素引起过敏。

（2）采集鼻咽拭子时,由于鼻道呈弧形,不可用力过猛,以免发生外伤出血,"一插二停三旋转"。

（3）如遇反射性咳嗽,应停留片刻后再继续操作。

（4）注明的采集信息为姓名、日期、取样时间、取样部位。

　　(5) 口咽拭子检测前喝水会冲淡附着于咽部的病毒,特别是喝热水还会抑制病毒的活性,为提高咽拭子检测的准确度,检测前 15～30 min 受检者不要喝水。

　　(6) 为防止呕吐,避免呕吐物影响结果,采集咽拭子标本应避免在进食后 2 h 内进行。

　　(7) 咽喉部暴露良好的被采样人员,不建议发长"啊",以减少采样人员职业暴露风险。

◎ 相关知识点

　　1. **咽拭子采集位置图示**(图 3 - 14)

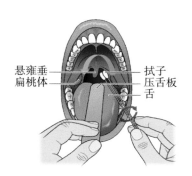

悬雍垂
扁桃体
拭子
压舌板
舌

图 3 - 14　咽拭子采集

　　2. **鼻咽拭子采集位置图示**(图 3 - 15)

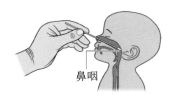

鼻咽

图 3 - 15　鼻咽拭子采集

第四节 皮肤、黏膜标本采集

◎ 简介

通过使用棉签或注射器采集皮肤、黏膜表面样本是诊断病原体过程中的一项操作。

◎ 操作流程

> **防护要求**
> 根据现场污染情况确定防护级别
> （详见第一节防护装备的选择与穿戴）

↓

> **物品准备**
> 无菌棉签、无菌注射器、密封袋、试管

↓

> **标本采集**
> (1) 收集伤口内层敷料放入密封袋（图 3-16）
> (2) 咽喉及伤口处分泌物、溃疡创面的浓汁或渗出物等，用无菌棉签涂擦局部，采取或用无菌注射器从伤口收集（图 3-17），视容量不同选择适当容积的试管保存

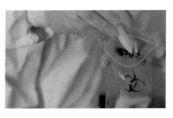

图 3-16 收集敷料

↓

> **标记标本**
> 将标本放置在密封袋内，标明姓名、日期、取样时间、取样部位

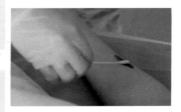

图 3-17 收集分泌物

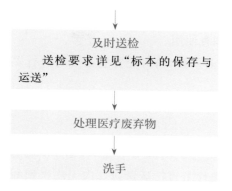

及时送检
送检要求详见"标本的保存与运送"

↓

处理医疗废弃物

↓

洗手

◎ 评分标准

流程	要　　求	标准分	得分	缺陷情况记录
操作前准备	操作人员正确穿戴防护用品	20		
物品准备	物品准备齐全	10		
标本采集	正确收集伤口敷料	20		
	标本采集方式正确	20		
	正确保存标本	20		
标记标本	标记内容正确	10		
总分		100		

◎ 注意事项

（1）送检标本必须按登记表细致填写，基本信息不漏项，至少包括标本种类和数量、采集地点和时间、采集人姓名等。采样过程要注意人员防护。

（2）保留样品，供后续调查使用。

（3）标本应于消毒处置前采集，消毒处置后必要时进行多次采集。

◎ 相关知识点

（1）从采集标本至初步处理的时间应尽量短，如1 h之内即可送到实验室，可在室温条件下直接运送，1 h内无法送到的标本应按要求温度保存。

（2）尸体应在死亡后10 h内采样，尤其夏季气温高，尸体容易腐烂，更应在短时间内采样。

第五节 环境标本采集

◎ 简介

环境标本采集指遇有感染流行或疑似环境污染时，通过环境微生物检测，及时发现传染源及传播途径。

◎ 操作流程

空气样本采集

防护要求
根据环境污染情况与病原微生物
确定防护级别

物品准备
培养皿、无菌治疗巾、记号笔（图
3－18）

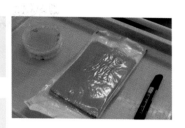

图 3－18　物品准备

(1) 室内面积≤30 m²，设内、中、外对
　　角线共 3 点，内、外点应距墙壁
　　1 m 处（图 3－19）
(2) 室内面积>30 m²，设 4 角及中央
　　共 5 点，4 角布点部位距墙壁
　　1 m 处
(3) 较大空间（室内面积>60 m²）布点
　　可根据实际需要，增加采样点，布点
　　数按照公式计算，最多设 30 个点
(4) 将营养琼脂培养基平皿在可疑地
　　点暴露 5～10 min 之后盖好平皿，
　　进行细菌培养（有条件的可使用
　　空气微生物采样器进行采集）

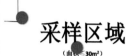

采样区域
（面积≤30m²）

1m

图 3－19　采样区域图示

及时送检
标记后及时按要求送检

处置医疗废弃物

洗手

物体表面样本采集

防护要求
根据环境污染情况与病原微生物
确定防护级别

物品准备
无菌棉拭子、采样瓶、生理盐水
（图 3 - 20）

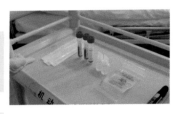

图 3 - 20　物品准备

采样
(1) 用浸有无菌生理盐水的棉拭子 1
支,连续采样 4 个位置,每个位置
采样大小为 5 cm×5 cm
(2) 在采样范围内横竖往返均匀涂擦各
5 次,并随之转动棉拭子(图 3 - 21)
(3) 剪去手触部分,其余投入 10 mL 无
菌生理盐水试管内

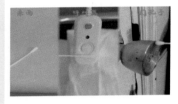

图 3 - 21　环境样本采集

及时送检
标记后及时按要求送检

处置医疗废弃物

洗手

◎ 评分标准

流程	要　　求	标准分	得分	缺陷情况记录
操作前准备	采样人员正确穿戴防护用品	10		
物品准备	物品准备齐全	10		

(续表)

流程	要　　求	标准分	得分	缺陷情况记录
空气样本采集	采集点设置正确	10		
	采集方法正确	10		
物体表面样本采集	采集范围正确	10		
	采集手法正确	10		
	正确收集标本	10		
送检	标本正确标记与放置	5		
	标本送检及时准确	5		
操作后	正确处理废弃物	5		
	洗手	5		
评价	无菌操作观念强	10		
总分		100		

◎ **注意事项**

（1）布点数公式：$X = \sqrt{Y}$；X＝布点数（个），Y＝室内面积（m^2），四舍五入取整数。

（2）物体表面样本采集时样本＜$100\,cm^2$取全部表面，$\geqslant 100\,cm^2$取$100\,cm^2$。门把手等小型物体采用棉拭子直接涂抹物体表面采样。

（3）采样后应尽快对样本进行检测，常温下送检时间不得超过$4\,h$；若样品保存于$0 \sim 4\,℃$时，送检时间不得超过$24\,h$。

◎ **相关知识点**

（1）空气样本采样还可使用敏感动物暴露法：将对生物剂

敏感的实验小动物(小鼠、豚鼠等)放置于可疑地点 1～2 h 之后饲养、观察,对发病的动物进行微生物学检查,必要时盲传。

(2)化学消毒后,采样液应为相应中和剂(经中和鉴定试验证明有效)。以自然菌评价消毒效果时,消毒前后分别对消毒对象进行采样。

第六节 标本的保存与运送

▶ 简介

采集的标本如不能及时检验或运送时间过长者,应采取措施在一定条件下存放和保存。目的是尽可能维持标本的原样以利于检验和留作备份,供复查及鉴定用。

▶ 操作流程

防护要求
根据标本危害等级与传播方式确定防护等级

↓

物品准备
转运登记本、转运箱(图 3 - 22)、记号笔

↓

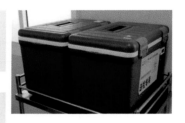

图 3 - 22 转运箱

标本的临时保存
(1)标本采集后应当尽快送往实验室
(2)用于病毒分离和核酸检测的标本应尽快进行检测

（3）可在24 h内检测的标本，置于4℃
保存，24 h内无法检测的标本，置
于-70℃或以下保存
（4）血清标本可在 4 ℃存放 3 天，
-20℃以下可长期保存
（5）每份标本应单独使用密封袋密封，
以防标本外溢造成再污染

⬇

送检
核对：转运人员和护士共同核对
标本及登记信息，并双签名（图3-23）
转运：转运人员乘坐电梯专梯，走专用
通道，乘坐专用负压救护车（必须双人
送检）

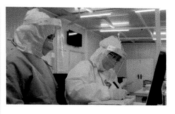

图 3-23 双人核对

⬇

消毒
转运箱使用后需按要求清洁消
毒，以备下次使用

◎ 评分标准

流程	要求	标准分	得分	缺陷情况记录
操作前准备	采样人员正确穿戴防护用品	10		
物品准备	物品准备齐全	10		
标本的保存	明确不同标本保存温度要求	10		
	密封标本，以防外溢	10		

（续表）

流程	要　　求	标准分	得分	缺陷情况记录
送检	双人核对、签名	10		
	专用通道送检	10		
消毒	转运箱按要求清洁消毒	10		
评价	消毒隔离观念强	10		
	尽快送检	10		
	运送路线合理	10		
总分		100		

◎注意事项

（1）如果需要长途运输，建议采用干冰等制冷方式进行保藏。标本运送期间应当避免反复冻融。

（2）涉及外部标本运输的，应根据标本类型，按照 A 类或 B 类感染性物质进行三层包装。

◎相关知识点

（1）在国际间运输的标本，应当规范包装，按照《出入境特殊物品卫生检疫管理规定》办理相关手续，并满足相关国家和国际相关要求。

（2）标本应由专人管理，准确记录标本和毒株来源、种类、数量，编号登记，采取有效措施确保毒株和样本的安全，严防发生误用、恶意使用、被盗、被抢、丢失、泄露等事件。

第七节 检 伤 分 类

◎简介

一旦发生生物突发事件，往往造成大量人员伤亡，因此需要专业人员现场立即对伤病员进行检伤分类。

◎操作流程

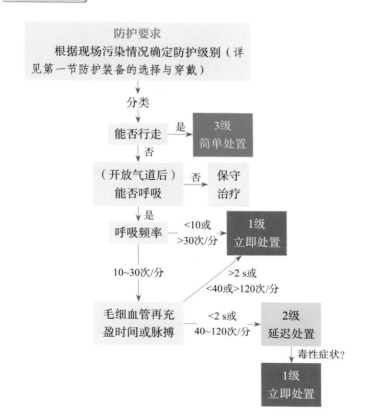

◎ 评分标准

流程	要　　求	标准分	得分	缺陷情况记录
操作前准备	操作人员正确穿戴防护用品	50		
检伤分类	伤员正确分类	30		
分类后送	按伤员类别后送处理	20		
总分		100		

◎ 注意事项

　　如果病例数还在不断增加,则布置后续救治机构做好接收伤员的准备。

第八节　伤员的防护和登记

◎ 简介

　　对经检伤分类后进行现场急救或后送的伤员进行防护和登记。

◎ 操作流程

防护要求
根据现场污染情况确定防护级别
（详见第一节防护装备的选择与穿戴）

物品准备
一次性医用口罩、敷料、绷带、病
号服、床单或毛毯、伤员登记本

伤员防护
戴一次性医用口罩、包扎伤口、更
换病号服(无法更换病号服的重伤员
覆盖床单或毛毯)(图3-24)

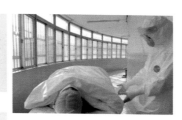

图 3 - 24　伤员的防护

伤员登记
记录伤员个人信息(姓名、性别、
年龄、电话等)、伤情、病情变化、急救
处理与护理措施等信息

评分标准

流程	要　　　求	标准分	得分	缺陷情况记录
操作前准备	操作人员正确穿戴防护用品	50		
物品准备	物品准备齐全	10		
伤员防护	防护操作正确	30		
伤员登记	记录内容正确	10		
总分		100		

第九节 人员洗消

◉ 简介

洗消是指对污染区和疫区内的所有人员、物品、装备等进行洗消,以避免污染区范围不断扩大,感染人员不断增多。

◉ 操作流程

防护要求
根据现场污染情况确定防护级别
(详见第一节防护装备的选择与穿戴)

↓

物品准备
毛巾、碘伏溶液、氯己定溶液、过氧乙酸溶液以及各类病原体相应消毒剂

↓

局部洗消
(1) 使用毛巾蘸取 0.5% 氯己定溶液或 0.5% 过氧乙酸溶液涂擦暴露的皮肤 1～3 min
(2) 无消毒剂情况下可使用肥皂水冲洗,无冲洗条件的可用干毛巾擦拭

↓

全身洗消
(1) 进入准备室:自污染区来的人员进

行全身洗消前进入准备室,通过洗消池杀灭和除去鞋底的生物战剂

（2）着装、装具消毒:人员穿着防护服进入消毒池使用浸洗法洗消,用浸有消毒液的毛巾自上而下、由前到后周身擦拭

（3）淋浴间洗消:先洗头、脸、颈部2～3次,再自上而下洗涤全身。每人耗水量不少于 50 L,温水冲洗 10～15 min,如用肥皂搓洗,再用温水冲洗 10 min。淋浴完毕后进入更衣室,换好清洁衣进入清洁区

↓

洗消记录

◎ 评分标准

流程	要　　求	标准分	得分	缺陷情况记录
操作前准备	操作人员正确穿戴防护用品	10		
物品准备	物品准备齐全	10		
局部洗消	消毒剂选择正确	15		
	洗消手法正确	15		
	洗消顺序正确	10		

（续表）

流程	要　　求	标准分	得分	缺陷情况记录
全身洗消	洗消进行步骤正确	15		
	洗消顺序正确	15		
	洗消时长得当	10		
总分		100		

◎ 注意事项

（1）局部洗消有序地自上而下进行，每擦一遍将毛巾的污染面折叠，使用清洁面擦。

（2）全身洗消的顺序：先对人员着装和随身携带装备的表面进行喷雾消毒，随后用消毒剂擦拭暴露部位的皮肤，最后卸下随身携带的装备，脱衣进入淋浴间进行全身洗消。

（3）全身洗消，进入着装、装具消毒室内消毒时，不脱防化服，消毒完成后，用清水将药液充分冲洗干净，减少在行走或脱卸时对环境的污染。

◎ 相关知识点

（1）局部洗消使用干毛巾擦拭可去除体表 60％～80％的污染。

（2）对呼吸道防护不好的人员可使用 0.02％过氧乙酸溶液或 0.05％氯己定溶液等含漱。

（3）眼睛防护不好的人员可使用 3％硼酸或 0.05％氯己定溶液等滴眼。

（4）全身洗消的准备：室内洗脚池和着装、装具消毒室内消毒池均盛 2000 mg/L 的过氧乙酸或 1000 mg/L 的含氯消毒液。

第十节 环境及场所消毒

◎ 简介

对现在存在或曾经存在传染源的场所和传染源可能播散病原体范围内的环境和物品进行消毒,以杀灭或去除传染源所排出的病原微生物。

◎ 操作流程

防护要求
根据现场污染情况确定防护级别
(详见第一节防护装备的选择与穿戴)

物品准备
喷雾器、配药桶、消毒记录本、各种含氯消毒剂(漂白粉、含氯泡腾片等)等

消毒措施
(1) 室内空气消毒:采用 0.5% 过氧乙酸、500 mg/L 二氧化碳、1%～3% 过氧化氢、次氯酸等消毒剂,按 20 mL/m³ 进行喷洒消毒。消毒时关闭门窗,避免在有人环境进行,并严格按照使用浓度、使用剂量、消毒作用时间及操作方法进行消毒,消毒完毕,开窗充分通风(图 3 - 25)

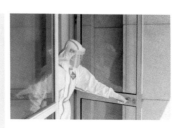

图 3 - 25 开窗通风

（2）室内地面及物体表面消毒：喷洒500～1000 mg/L浓度的含氯消毒剂（图3-26）

（3）垃圾桶及垃圾场所消毒：喷洒2000 mg/L浓度的含氯消毒剂

（4）厕所消毒：喷洒1000～2000 mg/L浓度的含氯消毒剂，主要喷洒门把手、门框、马桶等处

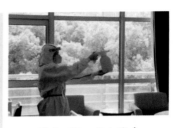

图3-26 室内消毒

↓

消毒记录

登记消毒记录包括消毒日期、消毒地点、消毒对象、消毒剂浓度和用量、作用时间、消毒方式等

↓

处理医疗废弃物

↓

洗手

◎ 评分标准

流程	要 求	标准分	得分	缺陷情况记录
操作前准备	操作人员正确穿戴防护用品	10		
物品准备	物品准备齐全	5		
室内空气消毒	消毒液选择正确	10		
	消毒操作正确	10		

（续表）

流程	要　　求	标准分	得分	缺陷情况记录
地面及物体表面消毒	消毒液选择正确	10		
	消毒操作正确	10		
垃圾桶及垃圾场所消毒	消毒液选择正确	10		
	消毒操作正确	10		
厕所消毒	消毒液选择正确	10		
	消毒操作正确	10		
消毒记录	记录内容正确	5		
总分		100		

◎ 注意事项

（1）严格按照消毒目的配制消毒液浓度,选择合适场所进行喷洒。

（2）喷洒消毒应以喷洒均匀、透湿、不流水为限。

（3）消毒顺序:先相对清洁区,后污染严重区。

◎ 相关知识点

（1）物体表面消毒后,自然菌的消亡率应≥90％。

（2）排泄物、分泌物消毒后,不应检出病原微生物或目标微生物。

（3）被病原微生物污染的血液等消毒后,不应检出病原微生物或目标微生物。

（4）空气消毒后，不应检出指示微生物或目标微生物；自然菌的消亡率应≥90％。

第十一节　负压隔离舱的使用

◎ 简介

使用负压隔离舱运送传染病员，是基于"负压空气隔离"原理，对呼吸道传染病患者在转运过程中实施安全隔离转运的方法，可以防止疫情进一步扩散。

◎ 操作流程

防护要求
根据现场污染情况确定防护级别
（详见第一节防护装备的选择与穿戴）

↓

使用前检查
舱体无破损、拉链无损坏、过滤器外观正常、出风口处无异物堵塞或者遮挡、电池电量充足、报警系统正常（图 3 - 27）

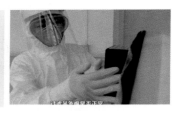

图 3 - 27　使用前检查

↓

使用前预启动
拉合拉链闭合舱体，打开负压隔离舱电源开关，2 min 后可安全使用；舱内负压低于 15 Pa 时要查明原因

核对

核对患者,评估病情,准备必要的
急救物品

使用

拉开拉链,协助患者进入隔离舱;
拉合拉链,再次检查舱内负压不低于
15 Pa

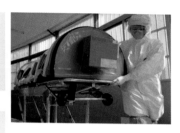

转运

安慰并告知患者,经专用通道转
运(图3-28)

图3-28　专用通道转运

消毒后备用

评分标准

流程	要　　求	标准分	得分	缺陷情况记录
操作前准备	采样人员正确穿戴防护用品	10		
使用前检查	检查位置正确	10		
使用前预启动	负压隔离舱启动方式正确	10		
	舱内负压不低于15 Pa	10		
核对	核对信息准确	10		

（续表）

流程	要　　　求	标准分	得分	缺陷情况记录
使用	患者体位正确	10		
	再次检查舱内负压不低于15 Pa	10		
转运	安慰患者	10		
	专用通道转运	10		
评价	消毒、隔离观念强	5		
	转运路线合理	5		
总分		100		

◎ 注意事项

（1）开机时，应检查报警系统是否正常。

（2）注意保持负压隔离舱的放置环境，避免锐物刺穿。运送途中，应避免碰撞。

（3）负压隔离舱不得自行拆开、改造和修理。长期储存过程中，每隔 3 个月应进行 1 次维修保养，通电试机 10 min。注意观察运行情况，出现异常应及时维修。

（4）高效过滤器应在阴凉干燥处储存，防止跌落，跌落后的高效过滤器应做报废处理。

（5）负压隔离舱在每次使用后进行终末消毒，舱内使用紫外线灯消毒 40 min，舱体使用含氯消毒剂进行擦拭消毒，必要时做物体表面微生物采样，确保不再有病原体存在。

◎ 相关知识点

常见故障与排除

常见故障	故障原因	解决方法
风机不转	(1) 电源问题 (2) 风机故障	(1) 检查各接头,插座是否接好,检查电池是否电量不足 (2) 送专业维修站维修
负压达不到 15 Pa	(1) 拉链未完全闭合 (2) 高效过滤器的固定套件松动 (3) 排气接口连接处松动 (4) 隔离舱被刺穿	(1) 检查拉链,并完全闭合 (2) 用固定套件上的螺母旋紧 (3) 将排气接口旋紧 (4) 送专业维修站维修

第十二节　隔离后送过程中的病情监护

◎ 简介

　　在伤病员后送过程中对其进行病情监护,以确保转运过程中的安全,同时避免外出途中交叉感染,确保伤病员及医护人员的安全。

◎ 操作流程

　　　　　　防护要求
　　根据现场污染情况确定防护级别
（详见第一节防护装备的选择与穿戴）

物品准备

一次性医用口罩、给氧设备（氧气袋、面罩、转运钢瓶等）、监护设备（心电监护、氧饱和度监测仪等）、抢救药品（根据患者病情准备）、抢救仪器（除颤仪、移动吸痰器）、负压隔离舱、负压救护车（图 3-29）

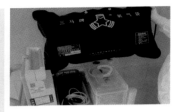

图 3-29　物品准备

隔离后送

轻症伤员使用负压隔离舱后送（详见第十一负压隔离舱的使用），重症伤员视病情选择使用负压隔离舱或负压救护车后送

病情监护

(1) 轻症伤员戴一次性医用口罩，重症伤员连接给氧设备及监护设备，危重症伤员除以上物品外需准备抢救药品及抢救仪器
(2) 后送过程中密切观察并记录伤员具体表现，随时注意伤员呼吸、脉搏、血压、神志情况及有无惊厥等，及时给予呼吸支持（图 3-30）

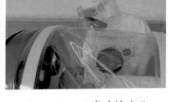

图 3-30　观察病情变化

后送过程中密切观察并记录伤员具体表现，随时注意伤员呼吸、脉搏、血压、神志情况及有无惊厥等，及时给予呼吸支持

交接记录

后送至指定地点后,与相关医护人员做好伤员交接工作,移交医疗记录

◉ 评分标准

流程	要　　求	标准分	得分	缺陷情况记录
操作前准备	操作人员正确穿戴防护用品	15		
物品准备	物品准备齐全	15		
隔离后送	后送方式选择正确	10		
监护设备	轻症伤员做好防护	10		
	重症伤员正确监护	10		
	危重症伤员正确监护	10		
病情监护	密切观察病情	10		
	记录病情变化	10		
交接记录	交接内容完整	10		
总分		100		

◉ 注意事项

(1)伤员交接时要重点清点伤员人数、交接医疗文书和危重伤员转运途中的异常情况。

（2）伤员转出后，对于伤员滞留过的区域及转运仪器设备进行所携带污染源相应的终末消毒。

（3）根据病源种类分别认真实行严密隔离、呼吸道隔离、消化道隔离、接触隔离、昆虫隔离、血液、体液隔离、感染暴发时隔离措施。

◎ 相关知识点

（1）参与转运的工作人员均应按防护要求做好自身防护。根据病情，配置陪同转运人员，轻症伤员由工勤人员护送；重症伤员由护士、工勤人员护送；危重症伤员由医生、护士、工勤人员共同护送。

（2）伤员转移待使用的隔离场所使用前应先进行消毒，并配置必要的隔离防护设施。

参 考 文 献

［1］ 徐莎莎,尼春萍,马慧,主编. 军事实用救护技术［M］. 西安:第四军医大学出版社,2018.

［2］ 武汉市红十字会主编. 应急救护培训教程［M］. 武汉:华中科技大学出版社,2019.

［3］ 赵进沛,杨会锁,主编. 核化突发事件医学救援与应急力量建设［M］. 北京:军事医学科学出版社,2015.

［4］ 李涛,陈登国,孙刚,主编. 突发事件应急救援手册［M］. 北京:军事医学科学出版社,2010.

［5］ 吕中伟,夏伟,韩玲,主编. 核与辐射突发事件——大众应该知道的应急救援知识. 第2版［M］. 上海:世界图书出版公司,2023.

［6］ 唐木涛,王猷金,赵勇,主编. 核与辐射突发事件医学应急救援［M］. 北京:人民军医出版社,2015.

［7］ 李宗浩,主编. 突发事件卫生应急培训教材　紧急医学救援［M］. 北京:人民卫生出版社,2013.

［8］ 夏治强,主编. 化学武器　防御与销毁［M］. 北京:化学工业出版社,2014.

［9］ 赵卫,朱利,何小艳,主编. 生物恐怖与生物武器威胁防范指南［M］. 广州:华南理工大学出版社,2022.

［10］ J. R. 瑞安著. 李晋涛等译. 生物安全与生物恐怖:生物威胁的遏制和

预防　第二版[M].北京:科学出版社,2020.

[11] 美国环境研究与毒理学理事会协助医学研究院编.化学与生物的恐怖事件[M].北京:北京医科大学、中国协和医科大学联合出版社,2002.

[12] 陈景元,主编.核化生应急医学救援[M].西安:第四军医大学出版社,2015.

[13] 孙颖浩,主编.城市居民核化生突发事件防护常识[M].上海:第二军医大学出版社,2014.

[14] 孙颖浩,翁铁慧,陈锦华,主编.城市核化生爆医学救援指南[M].上海:第二军医大学出版社,2014.

[15] 赵廷宝,主编.核化生武器伤的防护与救治[M].北京:科学技术文献出版社,2013.

[16] 李铁虎,主编.国外化生放核应急响应研究[M].北京:兵器工业出版社,2023.

[17] 朱晓行,主编.非传统化生放核安全威胁与防范[M].北京:中国原子能出版社,2020.